エムズ・バージョンアップテキスト

デキるDHを目指して！

10ポイントで上達SRP

患者管理・インプラントメインテナンス

H・M's COLLECTION

藤森 直子
NAOKO FUJIMORI

医学情報社

プロローグ

　私は、2002年に渡米して2012年に日本に戻るまでの10年間、ニューヨーク州・ニュージャージー州・ミズーリ州のクリニックで勤務してきました。帰国して以降はセミナー講習や学会、クリニックへのコンサルティングなどで訪れた日本全国のさまざまな土地で、大勢の歯科医療関係者との素晴らしい出逢いに恵まれ、そんな中でアメリカと日本の臨床概念の違いを実感するとともに、歯科衛生士として改めて考えさせられる大切な"気づき"や発見がたくさんありました。

　たとえば、インプラントにエアフローを使うか・使わないか。これについては諸説ありますが「メインテナンスではインプラント体をできるだけ傷つけない」という考え方が主流のアメリカでは、インプラントに対してエアフロー（ペリオパウダー以外）は、ほとんど使用されていません。一方、世界的な歯科先進国・スウェーデンを代表とする北欧諸国では「古い補綴物でもなるべく長く持たせる」ことに注目しており、エアフローはインプラントメインテナンスに欠かせない、重要なインスツルメントとされています。

　日本のインプラント治療に対する考え方は、インプラント体をなるべく傷つけないという、アメリカの考え方に近いものの、メインテナンスに関してのみ、北欧の手法にならっているクリニックも少なくありません。そして、結局のところインプラントに対してエアフローを使うべきかどうか判断できなくなった大勢の歯科衛生士たちが、海外から入ってくる情報に迷い・悩みながら、現場に臨んでいる事実に気づいたのです。

　人体とはとてもミステリアスで、口腔内を診るだけでもその人種の国民性をハッキリ読み取れるものです。私がいたニューヨークという街は世界各国の人々が集結した、まさに「人種のサラダボウル」と呼ぶにふさわしい大都市で、私もこれまでにさまざまな人種の患者さんを担当してきましたが、診療を重ねるごとに口腔内への理解が深まっていくにつれ、カルテを確認しなくても、口腔内診査だけで患者さんの出身国を当てられるようにまでなったほどでした。これは私にとって、

**　口腔内事情は、国や人種ごとにさまざまに異なる**
→　医療も同様に、その国のバックグラウンドや国民性に寄り添うかたちで進化している
＝　日本で、他国の臨床概念や技術論をそのまま模倣しても、必ずしもマッチするとは限らない

ということに気づかされた、貴重な経験でした。

　そもそも、北欧に限らず諸外国と日本では価値観・文化・歴史はもちろん、そこに暮らす人々の身体的特徴や国民性など、あらゆるバックグラウンドがまったく異なります。にもかかわらず、まだまだ保険診療がメインである日本歯科界に、他国で独自に進化・発展を遂げてきた歯学が部分的に輸入された結果、情報の先行や技術論の混在を招き、たくさんの医療スタッフたちが混乱に陥ってしまっているのが、残念ながら現状といえるでしょう。

　もちろん、海外に目を向けてさまざまな文献から情報収集し、知識の引き出しを増やす努力はとても大切なことです。けれど、情報をそのまま鵜呑みにするのではなく、その入手過程や現地の歯学の歴史・背景などもしっかり理解したうえで、その情報を"日本ではどう活かせるのか"を考え、また自分の勤めるクリニックの診療方針に合わせて、有用な情報を応用的に取り入れることこそが、最も大切だと感じています。

　あなたにとって"理想の歯科衛生士"とは、どんなイメージでしょう。テキパキとストイックに仕事をこなす、勤勉実直な歯科衛生士？　いつも笑顔で明るいムードメーカータイプの歯科衛生士？　それとも、この両方をかねそなえた歯科衛生士でしょうか。

仕事に真面目に取り組む姿勢や周囲への細やかな心配りは、どちらもとても大切なことですが、もはやこの2つは歯科衛生士ならば、わきまえていて当たり前。これでは"自分にとっての理想像"であっても、同じように"患者さんにとっての理想像"であるとは言い切れません。

"患者さんにとっての理想像"とは、つまりは「次もまた、担当は○○さん（あなた）でお願いします！」と、いっていただけるような歯科衛生士ではないでしょうか。このように、患者さんから全幅の信頼を寄せていただくには、

歯科衛生士の心がまえ	患者さんの心境
どの患者さんに対しても"オンリーワンの対応"を心がける	"大勢の患者さんのうちの1人"ではなく"自分自身"を見てくれている
積極的にコミュニケーションを図り、不安や緊張を感じさせないよう配慮する	安心して治療を受けられる 悩みや不安を打ち明けられる
SRPのテクニックを磨き、痛みを最小限に留められるよう努力を怠らない	痛くない・怖くない 歯科疾患も順調に、回復へ向かう

これらの要素が、決め手になります。

中でもSRPのテクニックは「痛かった／痛くなかった」というように、施術後の患者さんの感想が、あなた自身への評価として反映されやすいものです。基本中の基本ではありますが、

・施術目的や施術部位に応じて、最も適切なインスツルメントを選択できる
・施術目的や施術部位に応じて、正しいワーキングエンドを選択できる
・正しい知識にもとづいて、インスツルメントを活用できる
・インスツルメントを正しく操作できる
・施術部位に応じて、正しいポジションをとれる

これら1つひとつが、あなたを"痛くする歯科衛生士"か"痛くさせない歯科衛生士"かへだてる、大切なキーポイントなのです。

接遇の精神に則った細やかな対応や正確で丁寧な施術は、患者さんの安心感を生み、やがてそれが私たち歯科衛生士や、クリニックそのものに対する信頼へと育っていきます。そして「○○さん（あなた）になら、安心して口の中を診てもらえる」「○○さん（あなた）だったから、少しも怖くなかった！」と、"あなた＝痛くさせない歯科衛生士"であると、患者さんに信頼していただけたなら、こんなにHappyなことはありませんね！

本書を通して、私のアメリカでの臨床経験における「Wow！　こんなこと日本では教わらなかった！」「日本の歯科衛生士の皆さんにも、ぜひお伝えしなきゃ！」という発見や感動の中から、日本でも活用・応用できる知識をお伝えすることで、少しでも皆さんのお力になれたら…と、願っております。

2015年　11月　著者

Contents

インスツルメンテーション＆SRPの ニガテをなくす、アドバンススキル

1. SRP上達のための10ポイント─Naoko's 10points guide …………………… 8

Point① 正しい執筆変法 ………………………………………………………… 9

Point② ハンドテクニックは、基礎が大切 ………………………………… 11
  1. 前腕回転運動
  2. 適度な側方圧
  3. 固定点のとり方
  4. 歯石除去のベストな角度

Point③ ミラーテクニック ………………………………………………… 13
  1. 口腔外にレストを置くとBetter
  2. 基本的な操作法

Point④ プロービングの極意は"圧"にあり！ ………………………… 16
  1. 基本的な操作法
  2. プローブは種類ごとに整理して、管理するとBetter

Point⑤ 歯科衛生士用エキスプローラーを活用しよう ………………… 19
  1. 基本的な操作法

Point⑥ シックルスケーラーを活用しよう ……………………………… 23
  1. 刃部の操作方向と"Pullの動き"を意識する
  2. 基本的な操作法

Point⑦ キュレットスケーラーを活用しよう …………………………… 26
  1. ユニバーサルキュレット（コロンビアスケーラー）
  2. グレーシーキュレット
  3. ワーキングエンドを間違えない"5つの秘訣"
  4. グレーシーキュレットの基本的な操作法

Point⑧ ライトの正しい位置・角度 ……………………………………… 34
  1. 上顎（Maxillary）
  2. 下顎（Mandible）

Point⑨ チェア操作は、声掛けしながら丁寧に …………………………… 35

Point⑩ 美しい姿勢は、仕事への心持ちの表れ！ ……………………… 38
  1. ひざと腰は、90度に！
  2. 自分だけの「ポジショニングマップ」をつくろう！

"デキる歯科衛生士" による患者管理とは

1. 口腔内診査・口腔外診査の重要性 ………………………………………… 46
1. 目　的
2. 診査テクニック
3. 口腔外診査
    1）主な診査項目
    2）診査手順
4. 口腔内診査
    1）主な診査項目
    2）診査手順

2. X線写真の読影 ……………………………………………………………… 58
1. 読影のポイント

アメリカに学ぶ、インプラントメインテナンスの極意

1. インプラント治療を成功させる、2大キーワード ……………………… 61
1. 術前診査
2. 患者指導

2. インプラント埋入後の、2大トラブル ……………………………………… 62
1. インプラント周囲粘膜炎（Peri-implant Mucositis）
2. インプラント周囲炎（Peri-implantitis）

3. 診療フローチャートの作成・共有 ………………………………………… 63

4. メインテナンス時の問診内容・診査項目 ………………………………… 65
1）自覚症状の有無
2）インプラント周囲歯肉の状態
3）フィクスチャーの動揺度
4）プロービング時の出血・排膿の有無、炎症の評価
5）X線写真診査
6）残存歯の評価
7）歯石・プラークなど付着物の確認
8）その他の不安因子

5. メインテナンスメニュー …………………………………………………… 66
1. 口腔内環境が良好な場合
2. インプラント周囲粘膜炎が起きている場合

NAOKO FUJIMORI,RDH,MSの、仕事上の5つのルール

1. 以心伝心は信じない

　日本ならではの素晴らしい言葉ですが、医療業界では「いわなかった・いえなかった」「伝わらなかった・伝えられなかった」が通用しないのはもちろんのこと、以心伝心に頼った「いったつもり・伝えたつもり」もNGです！　口頭説明や紙面に残すなど、コミュニケーションの手段はたくさんあるはずです。情報や用件は、確実に相手に伝えましょう。

2. 結果より過程を大切に

　よりよい結果を残すため、またステップアップのためにも、目標を高く持つことはとてもよいことです。でも、結果ばかりにこだわりすぎてはいけません。
　確実に目標を達成するために、今の自分に何が足りないのか見つめ直し、何を学んで身につけるべきか考えて行動に移す過程こそ、大切な成長の時間なのです。この途中経過をしっかり努力できる人には、必ず結果がついてきます！

3. Yes！　そしてTry！

　慣れない業務や新しい仕事への挑戦は、誰でも不安なものです。けれど、失敗を恐れて躊躇したり誰かに代わってもらおうとするのではなく、何事も自分に与えられた「チャンス」だと感謝し、トライしてみないことには何もはじまりません！
　わからないことは先輩や同僚に質問・相談しながら経験値を積んで、新たな知識や技術を確実に自分のものにしていきましょう。

4. 情報源は明確に

　どんな内容の話でも、情報源が明らかでなければ真実味に欠け、ときには誤解による人間関係構築の失敗の原因にもなりかねません。同じ話題でも「どうやら、□□らしいですよ」というより「○○さんが□□とおっしゃっていました」や「△△で見た情報では、□□とありました」というほうが、より信憑性が増し、お互いの信頼関係も高まります。

5. つらいときこそ笑顔で

　クリニックに訪れる患者さんは皆、さまざまな口腔疾患によるつらい症状に悩まされています。患者さんの心が少しでも穏やかになるよう常に笑顔を忘れず、接遇の精神に則った丁寧な対応を心がけましょう。患者さんとのコミュニケーションが円滑にいくよう雰囲気づくりに努めるのも、私たちの大切な役割なのです。

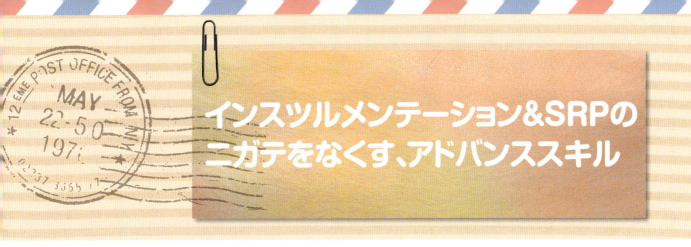

インスツルメンテーション&SRPの ニガテをなくす、アドバンススキル

　あなたは、今お使いのインスツルメントについて質問されたとき、その構造・機能・操作法について言葉で正確に答えられますか？　歯科衛生士学校を卒業して間もない新人のうちは、授業で教わった内容もまだしっかり覚えていることでしょう。でもほとんどの人が、毎日インスツルメントを手にしているうちに施術にくせがついてしまったり、慣れに頼って操作したりしがちなもの。もちろん、経験を積んで手で覚える感覚的なテクニックは臨床での即戦力につながるとても重要なスキルですが、インスツルメントの基礎知識やその操作法について言葉で正しく理解できているかもまた、同じくらい大切なことです。

　ここではインスツルメントの基本操作とSRPの基礎知識、また私がニューヨーク大学（New York University；NYU）で教わったテクニックやアメリカの歯科臨床現場を通して身につけたアドバンススキルを、マンハッタンの10区の地図に見立てて「SRP上達のための10ポイント」にまとめました。要所に載せたNYUのProf. Winnie（ウィニー教授）からの一言アドバイスは、本書でしか読めない貴重なものです！　マンハッタンを観光する気分で、自分の理解度をチェックしつつ、NYUならではの"学びのコツ"や臨床テクニックを身につけましょう。

　Let's enjoy studying & traveling！

From Naoko To You

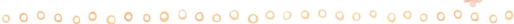

言葉にすることの大切さ

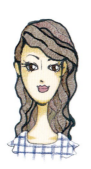

　私が歯科衛生士として日々意識し、大切にしていること。それは「知識や想いを言葉で伝えること」です。臨床は"〜かも知れない"の連続。どんな非常事態も、起こる可能性はゼロではありません。いかなる状況でも物事を正しく把握し、その1つひとつを丁寧に言葉で伝達する力は、私たち歯科衛生士にとってなくてはならない大切なスキルです。

　そして、適確な言葉で相手に情報伝達して誠実に向き合おうとする姿勢は、患者さんに対してはもちろんのこと医療スタッフ間においても、良好なコミュニケーションを築くうえで大きく響くポイントとなります。

① SRP上達のための10ポイント—Naoko's 10 points guide

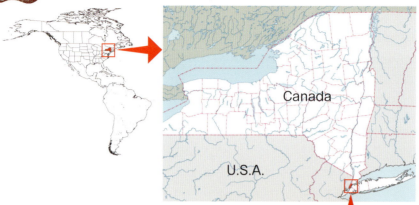
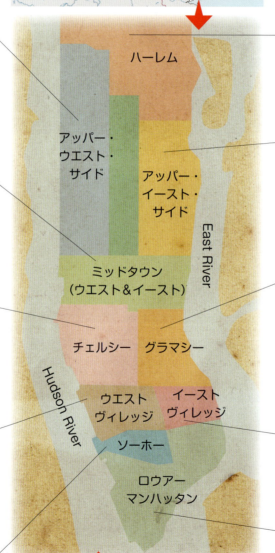

Point ❶
正しい執筆変法
: Harlem（ハーレム）

Point ❷
ハンドテクニックは、基礎が大切
: Upper West Side（アッパー・ウエスト・サイド）

Hint ❸
ミラーテクニック
: Upper Eest Side（アッパー・イースト・サイド）

Point ❹
プロービングの極意は"圧"にあり！
: Midtown（ミッドタウン）

Point ❺
歯科衛生士用エキスプローラーを活用しよう
: Chelsea（チェルシー）

Point ❻
シックルスケーラーを活用しよう
: Gramercy（グラマシー）

Point ❼
キュレットスケーラーを活用しよう
: West Village（ウエストヴィレッジ）

Point ❽
ライトの正しい位置・角度
: East Village（イーストヴィレッジ）

Point ❾
チェア操作は、声掛けしながら丁寧に
: Soho（ソーホー）

Point ❿
美しい姿勢は、仕事への心持ちの表れ！
: Lower Manhattan（ロウアーマンハッタン）

Statue of LIBERTY；自由の女神

Harlem ハーレム

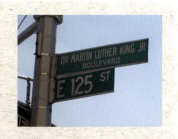

マンハッタン北部にあるハーレムは、アフリカンアメリカンの文化が混在し、とても魅力的。19世紀後半に建てられた歴史を感じるアパートやお店が並び、風情たっぷり。ゴスペルなどの音楽やアートも盛んな、エネルギー溢れるエリアです。

Point ❶ 正しい執筆変法

　スケーラー、エキスプローラーの基本的な把持法は、いずれも執筆変法：Modified Pen grasp（図1、2）です。執筆変法でインスツルメントを把持すれば、ほんのわずかな振動でもワーキングエンド（作業端）を通して指先にしっかり届きます。手元が力んでいると、ワーキングエンドから伝わる振動に気づきにくくなってしまうので、手首から先は余計な力は抜き、リラックスさせましょう（ただしスケーリングのように、圧を掛けながら操作する場合は別です）。

手指のポジションや力加減は、手で覚えるまで訓練するのがいちばん！

親指＆人差し指	この2本の指先で、インスツルメントをしっかり把持する
中指	シャンクの上に軽く乗せて、離さない！　ワーキングエンドから伝わる繊細な感触・振動を逃さないよう、指先の感覚を集中させる
薬指	施術中、手元の安定を保つ固定指。中指に沿わせるようにして、指先の腹と外側を使って固定点を得る。施術歯（または隣接歯）に固定点をとる
小指	力まずに、リラックスさせる

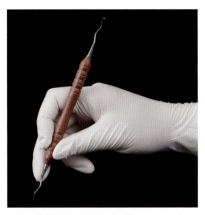

図1　執筆変法で持ったグレーシーキュレット

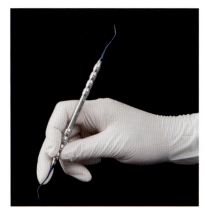

図2　執筆変法で持ったインプラントメインテナンス用エキスプローラー

インスツルメンテーション＆SRPのニガテをなくす、アドバンススキル

執筆変法のポイントは、

- 中　指：シャンク上で"センサー"の役割を果たす→正しい情報を得て、必要以上の施術を避ける
- 薬　指：「固定指」という、重要なポジションを担う→安全な環境下で施術する。安全のため、咬頭もしくは切端に置くのが理想的

の二指。中指がシャンクから離れるとワーキングエンドから伝わる振動に気づけず、歯石などの付着物を見落としてしまいます。また、薬指が施術歯（または隣接歯）から離れると、施術中に適切なインスツルメントの角度を保てなくなってしまいます。
　インスツルメントは、起こして（立てて）操作するのが原則です。たとえば、グレーシーキュレットの使用時に薬指が固定点から離れてしまうと、せっかくの刃部の角度（第一シャンクに対して70度についている）が活かせなくなってしまいます。インスツルメントを正しく把持できていないと、

例）中指がシャンクから離れる
　　→中指につられて、薬指まで固定点からずれる
　　→手元の安定を失ってインスツルメントが倒れ、正しい角度でのスケーリングが困難になる！

といった初歩的なミスをも、招きかねません。これは"施術中の角度"で仕事のクオリティが決まる私たちにとって、致命的な問題です。新人のうちは、臨床でのインスツルメント操作に慣れはじめてくる頃、つい自己流に走ってしまうこともあるかも知れませんが、くせのついた把持で施術に臨むのはNGです！

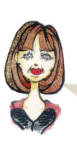

クレヨンを持つように、親指と人差し指が反対方向から触れ合わないよう、インスツルメントを把持します。中指・薬指・小指は触れ合ってもOKですが、互いに重なり合わないように注意しましょう。

Prof. Winnie's Advice

WORK Try it!

安心・安全にSRPを行うには、インスツルメントの把持法（執筆変法）以外にも、①正しいワーキングエンドの選択、②施術時の操作角度・操作方向、③施術のスタート地点など、守るべき基本的なルールがあります。この3点にかかわるキーワードが、次の2つです。

1. **第一シャンク（ターミナルシャンク）**：施術目的や施術部位に応じて、どちらのワーキングエンドで作業すべきかを見きわめる際、指標（目じるし）となる部分。第一シャンクの位置や屈曲、フェイスの角度などに注目してワーキングエンドを選ぶと、選択ミスを大幅に軽減できるはずです。

2. **遠心隅角**：コンタクトポイントに到達するギリギリまでポケット計測したいときでも、固定指の位置を置き変えずにプロービングを続けられるポイント。また、遠心隅角は施術部位（近心／遠心）によってインスツルメントを使い分ける際の、境界（ターニングポイント）でもあります。

Question ①　第一シャンクとはどこでしょうか？　該当箇所を塗ってみましょう。

[Answer]

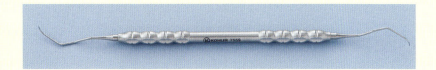

Question ②　遠心隅角とはどこでしょうか？
該当箇所に線を引いてみましょう。　　　　　[Answer]

近心　　　　　遠心

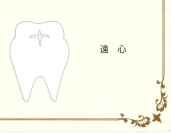

Upper West Side
アッパー・ウエスト・サイド

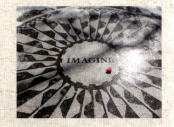

ジョン・レノンの事件でも有名なストロベリーフィールズがある、セントラルパークの西側にあるエリア。散歩するだけも「ニューヨーク！」を感じられます。ブロードウェイ沿いは"アメリカ感"満載なお店の数々で、とてもにぎやか。歯学部で有名なコロンビア大学も、このエリアにあります。

Point ❷　ハンドテクニックは、基礎が大切

1. 前腕回転運動

「小さく前へならえ」のように、前腕（ひじから先）を床に対して平行にし（図3）、基本的な動きとしては、固定点を支点として前腕を回転させて歯石を剥がします。大胆に動かしすぎると、刃部が歯肉まで傷つけてしまう恐れがあるので、短いストロークで少しずつ丁寧に動かしましょう。また、常にインスツルメントは起こし、第一シャンクを歯面に対して平行に保つことも忘れずに！

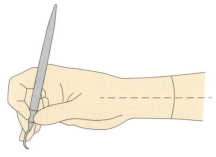

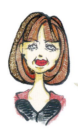

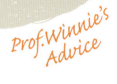

柄杓で水を内側からすくって外側へ撒くような感覚で、手首を使います。このとき、手首は曲げずにまっすぐに保つこと！　これが、正しい除石角度を保つための重要なポイントです。

Prof.Winnie's Advice

図3　前腕回転運動。腕と手首はまっすぐにして、手のひらは広げてリラックスさせます。親指と人差し指で輪をつくるように把持します。正しい把持法は施術者の疲労や腱鞘炎などの職業病を防ぎ、長く歯科衛生士人生を送るために、とても重要です

2．適度な側方圧

　ときには、力を入れないとなかなか剥がれないガンコな歯石もありますが、必要以上に圧を掛けすぎると、患者さんにとっても施術者にとっても疲労や負担の原因となり、場合によっては歯や歯肉を過度に傷つけてしまうこともあります。
　刃部のフェイスを歯石の下に滑り込ませ、適度な側方圧を掛けて下からすくい上げるイメージで、ゆっくり丁寧に剥がしましょう。

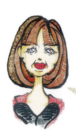

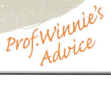

圧力の掛けすぎは患者さんの嘔吐反射の原因となるほか、歯周組織を傷つけて細菌増殖の場を増やす結果にもつながります。優しく適確な圧力で十分に歯石を除去しましょう。あなたのその優しいタッチに、患者さんは安心感や感謝を覚えるものです。

Prof.Winnie's Advice

3．固定点のとり方

　薬指は施術歯（または隣接歯）の咬頭や切端に、しっかり固定点をとって手元を安定させましょう（図4）。歯の頬側面や口蓋・舌側面に固定指を置くと、患者さんの唾液の質（ネバネバ・サラサラ）によっては、指先がすべってしまう恐れがあるので、必ず咬頭や切端に固定するのが原則です。

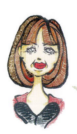

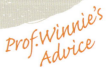

固定指は、仲のよい友達同士のように、施術歯の近くに置くのが理想的です。咬頭や切端の形状が指先に跡に残るほど、強い力は必要ありません。手元がしっかり安定さえすれば、それだけの力で十分です。

Prof.Winnie's Advice

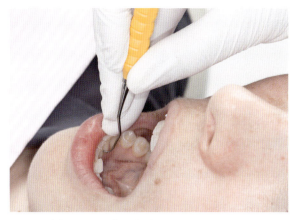

図4 固定指は、必ず施術歯（またの隣接歯）の、咬頭や切端に置くこと

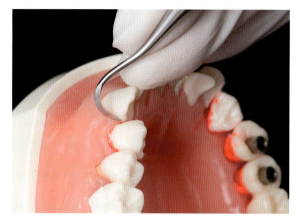

図5 最も歯石除去に適した操作角度は、60〜80度

4. 歯石除去のベストな角度

　歯石除去は刃部を歯軸に対して60〜80度に構えると、歯石を剥がしやすくなります（図5）。常に、60〜80度の範囲内でスケーラーを動かすよう意識しましょう。

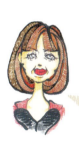

> 第一シャンクを歯軸に少し傾けます。グレーシーキュレット（もともと刃部が第一シャンクに対して70度＝ベストな角度の範囲内）ならそのまま操作してOK。第一シャンクに対して刃部が90度についているシックルスケーラーやユニバーサルキュレットであれば、刃部が歯軸に対して60〜80度になるよう傾けてから、操作をはじめましょう。

Prof.Winnie's Advice

Upper Eest Side
アッパー・イースト・サイド

　セントラルパークの東側は、あの「Tiffany & Co.（ティファニー）」で有名な5番街。クリスマスツリーの下でアイススケートができるロックフェラーセンターや、観光客が必ず訪れるメトロポリタン美術館もある、人気の観光スポットです。

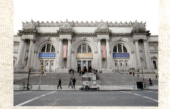

Point ❸ ミラーテクニック

　ミラー（図6）には表面反射鏡・平面鏡・凹面鏡の3タイプがありますが、それぞれの構造の違いを理解して、目的に応じて上手に使い分けられる人とそうでない人とでは、レベルの差は歴然です！

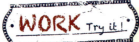

Question　3タイプのミラー、それぞれの構造の違いと特徴を書いてみましょう。

[Answer]
・表面反射鏡：

・平面鏡：

・凹面鏡：

1．口腔外にレストを置くとBetter

　ミラーはフリーハンドで把持するよりも、患者さんの頬や顎周辺に軽くレストを置くと安定感が増し、操作性が大幅アップします（図7）。手元がふらつかなくなるので、鏡面が歯にカチカチ当たったりする心配もありません。安定を得られて余計な力を入れずに済み、手の疲労感も軽くなるはずです。ただし、あまりお顔に触りすぎると患者さんが不快に思うこともあるので、限度は守りましょう。

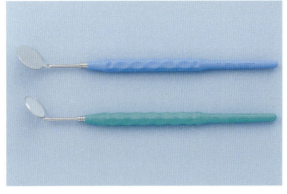

図6　ミラー。両面が鏡になっていると、鏡視と排除・圧排の"合わせ技"を行う際に有効

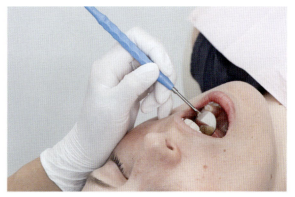

図7　口腔外に軽くレストを置くと、手元が安定して術部をしっかり映せるうえ、手も疲れにくい

　ミラーの把持法や使い方を、普段から意識できていますか？　たとえば超音波スケーラー使用時などに、利き手とは逆の手で、サクション（バキューム）を持ったりしていませんか？　心当たりのある人は、直視できそうでできない術部を、しっかり診ないまま施術してしまっているのかも…。
　このような使い方では、手元が不安定になって術部をしっかり映し出せず、安心・安全に施術を続けられるとはいいがたい状況です。さらに「見えにくいから…」と、術部をのぞき込むように施術を続けると、今度は姿勢まで悪くなってしまうことでしょう。

Question　あなたはいつも、どのようにミラーテクニックを使っていますか？

[Answer]

2. 基本的な操作法

　この4つ（図8〜図11）の操作のうち、2つ以上を同時に行う"合わせ技"もあります。軟組織を排除したいとき、鏡面を歯面に向けておくだけで、排除しながら鏡視することもできるのです（図12）。この、鏡視と排除の2つの操作を同時に行う"合わせ技"は臨床で役立つシーンも多いので、ぜひ身につけておきたいテクニックです。

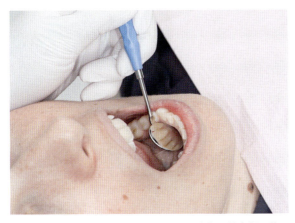

図8　鏡視（Indirect vision）：遠心・臼歯部・前歯部口蓋・舌側など、直接的に診ることができない部分を映す

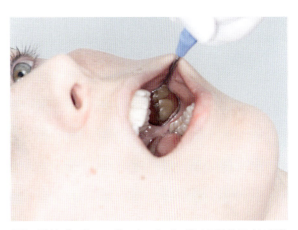

図9　反射（Indirect illumination）：暗くて見えにくい部位にライト光を反射させ、明るく照らし出す

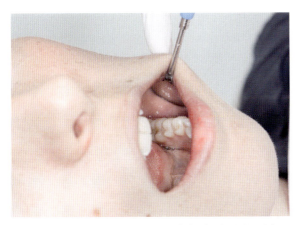

図10　排除・圧排（Retraction）：術部が見えやすいよう、また施術中の安全確保のため、口唇・頬粘膜・舌などを押しのける

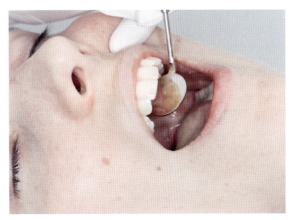

図11　透光（Trans illumination）：透光鏡（集光鏡）で歯を透過し、カリエスなどの病変がないか診査する

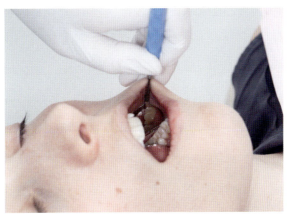

図12　鏡視と排除（圧排）を同時に行う"合わせ技"

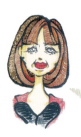

- Indirect vision：施術したい部位が直視できない場合は、ミラーの中央に映して診ましょう。
- Indirect illumination：ミラーの反射を利用して、ライト光が届かない部位を明るく照らしましょう。
- Trans illumination：ミラーからの反射光・直接光を歯に当てて、少し透けて見える歯を直視して、カリエスチェックを行いましょう。
- Retraction：頬・口唇・舌を排除するときは、優しく行いましょう。

Prof. Winnie's Advice

From Naoko To You

ミラーに映るのは、患者さんへの思いやり

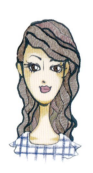

　ミラーは、最も患者さんに愛情が伝わりやすいインスツルメント。私も日頃から、カチカチ歯に当てたり口唇を巻き込んだりして患者さんに不快な思いをさせないよう、気を引き締めています。ミラーには術部だけでなく、私たち歯科衛生士の患者さんに対する"思いやりの心"も映るのです。また、ミラーに限らずどんなインスツルメントも、口腔内に出し入れするときは少しオーバーなくらいゆっくりと慎重に行うことで、思わぬアクシデントを未然に防げます。

　使い終わったインスツルメントも丁寧に取り扱いましょう。施術中は気を遣っていても、使い終わった途端に「ガチャッ！」と放り出すように扱ったりすると、患者さんを不安にさせてしまうかも知れません。

Midtown ミッドタウン

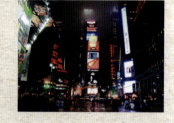

　ブロードウェイミュージカルや新年のカウントダウンでおなじみ、タイムズスクエア。42nd Street はニューヨークらしさを感じられる刺激的なスポット。ニューヨーク市立図書館やブライアントパークでは休日をのんびり過ごせ、生活する人々のエネルギーを感じられる魅力的なエリアです。

Point ❹ プロービングの極意は"圧"にあり！

　プローブは根分岐部用・手術用・メインテナンス用、インプラント用、と目的別に数タイプがあり、それぞれ使い分けるのが原則です（図13）。プローブに関する知識の引き出しの多さと理解度の深さは、そのまま臨床での実力として表れます。施術目的と施術部位に応じたプローブの選び方・使い方から、もう一度復習しましょう。

プローブは、①ポケットの深度計測、②周囲組織の状態確認、③軟組織病変のサイズ計測、④BOPの有無の確認、⑤アタッチメントレベル計測、⑥付着歯肉の縦横幅の計測、⑦歯槽骨の形態確認、⑧根分岐部病変の有無の確認、などに使い、ウォーキングプロービングで操作するのが基本です（図14）。

　歯肉がひどい炎症を起こしている場合、プロービング圧が強すぎると、出血や痛みを伴うこともあります。歯肉の状態を診ながら圧をコントロールすることが、上手なプロービングのための極意です！

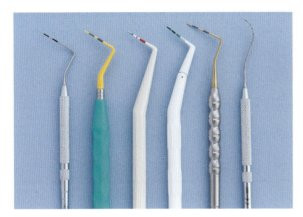

図13　プローブ各種

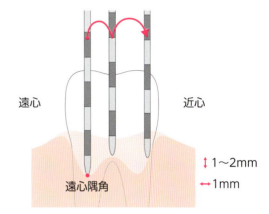

図14　ウォーキングプロービング。上下1〜2mm、幅1mmの間隔でプローブの先端を動かして、最も深いポケット値を計測・記録する。遠心隅角からスタートしさえすれば、遠心・近心のどちらの方向から診査をはじめてもOK

1. 基本的な操作法

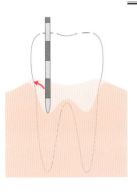

Step.1

　プロービングは遠心隅角からスタートします。遠心隅角から遠心へ向けて[※1]、プローブを少しずつ動かしていきます（ウォーキングプローブ）。このとき、プローブを常に歯軸[※2]に対して平行に保つよう、意識しましょう。

※1　プロービングは、遠心隅角からスタートしさえすれば、遠心・近心のどちらの方向から診査をはじめてもOKです。
※2歯軸　歯に糸を通して吊り下げたとき、歯がまっすぐになる中心軸のこと。

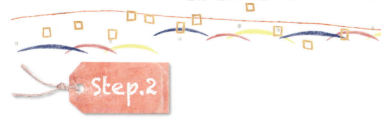

Step.2

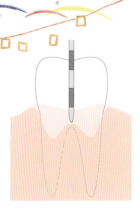

　ポケット底部に届くまで、先端をゆっくり差し込みます。特に、根尖に向けるときは慎重にプローブを動かすことで、痛みが最小限に留まります。
　プローブに限らず、どのインスツルメントを操作する場合も、挿入時は丁寧・慎重に行うのがベストです。

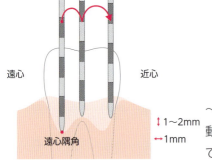
遠心　近心
↕1〜2mm
↔1mm
遠心隅角

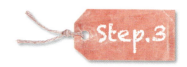

遠心隅角からコンタクトポイント（遠心隣接面）のギリギリまで、上下1〜2mm、幅1mmの間隔で歯軸に対してできるだけ平行に、少しずつ先端を動かします（ウォーキングプロービング）。プローブの先端がポケットから出てしまわないよう気をつけて、最も深いポケット値を計測・記録します。

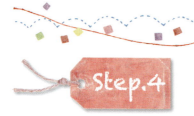

コンタクトポイントのギリギリまで、ポケット計測します。
コンタクトポイントでは、5〜10度以内であれば多少の角度をつけてもOKです。

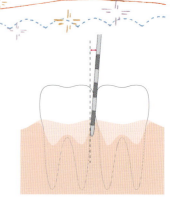

コンタクトポイントは、5〜10度以内なら角度をつけてもOK！

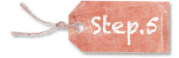

遠心方向へのプロービングを終えたら、もう一度先端を遠心隅角にセットし直し、今度は近心へ向けて※プロービングを行います。

※　プロービングは、遠心隅角からスタートしさえすれば、遠心・近心のどちらの方向から診査をはじめてもOKです。

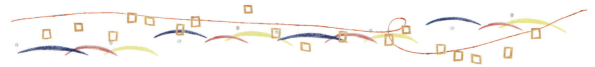

2. プローブは種類ごとに整理して、管理するとBetter

　プローブは多種混合しないようきちんと整理して管理することで、取り違えや数値の読み間違いの予防になります。特に新人のうちは、先端のひとメモリが2mmなのか3mmなのかわからなくなることだって、少なくありません。後輩スタッフが混乱しないよう、先輩スタッフが配慮してあげることも大切です。
　特に、患者さんの担当性が確立していないクリニックでは、いつ・誰が見ても同じ数値が読めるよう工夫して管理することで、診療中のうっかりミスを軽減できます。臨床での数値の読み違えは、その後の患者さんのメインテナンスプランに大きく影響

を及ぼす結果にもなりかねません。もちろん、歯科衛生士個々人の間でスキルに差が生じないよう、日々の訓練も忘れずに！

From Naoko To You

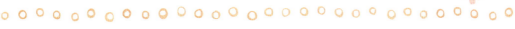

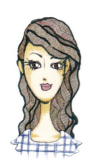

プロービング時の CHECK LIST

1. 施術者（自分）のポジション・姿勢は大丈夫？
2. 患者さんの体勢・位置は大丈夫？
3. ライトは正しい位置・角度に設定してある？
4. プローブを正しく把持して、歯軸と平行になるよう構えられている？
5. 固定点のとり方、固定指の位置は大丈夫？
6. ウォーキングプロービングのテクニックや、ストロークの適切な間隔は身についている？
7. ポケット計測は隣接歯の間際まで測れている？
8. ミラー操作のテクニックは身についている？
9. チャーティング（カルテへの記録）はスムーズかつ確実にできている？

Chelsea チェルシー

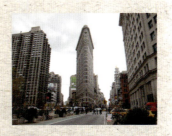

ユニークな三角形のビルが見えるこのエリアは、アートギャラリーが集中するアーティスティックなスポット。アーティストたちが集まって各々の作品を披露するイベントもあったり、芸術ファンなら必見！　のエリアです。

Point ⑤　歯科衛生士用エキスプローラーを活用しよう

あなたはメインテナンスの基本セットに、どんなエキスプローラーを選んでいますか？　また、自分の歯石探査テクニックに、自信がありますか？

- ☐　ドクター診査用のエキスプローラー（図15）を使っている
- ☐　ドクターから、歯石の見逃し・取り残しを注意されることが多い
- ☐　歯石探査テクニックを磨きたい！

これらの項目に「YES」という人は、考え方を少し変えてみませんか？　ドクター診査用のエキスプローラーやプローブを使うことで、かえって歯の解剖学的形態（形態・硬度・大きさ・植立位置）の探査や歯石探査の難易度を、自ら上げてしまっているのではないでしょうか。

どんなインスツルメントも"誰が・何のために・どう使うのか"を想定して、つくられています。ドクター診査用のエキスプローラーは、あくまでドクターの診査向けにつくられたもの。まして、治療（ドクターによる）とメインテナンス（歯科衛生士による）のように施術者も目的も異なる場合、エキスプローラーもそれに準じて"ドクター向け"と"歯科衛生士向け"を、使い分けるべきではないでしょうか。特に、コンタクト部位や根分岐部のように複雑で狭い部位の診査には、エキスプローラーにもキュレットスケーラーのような屈曲が必要なはずです。
　「歯石探査テクニックをもっと鍛えたい！」という人は、歯科衛生士用エキスプローラー（＃11-12エキスプローラー、図16）を使ってみましょう。

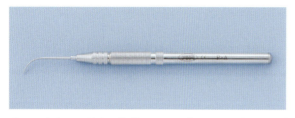

図15　ドクター診査用探針・エキスプローラー（エキスプローラー片頭、マルチ：株式会社YDM）

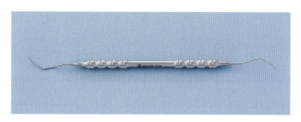

図16　歯科衛生士用エキスプローラー（診査用器具＃4・Kohler® 11/12AF：株式会社アルタデント）

　アメリカの歯科衛生士にとって歯科衛生士用エキスプローラーは、なくてはならないマストアイテム。
　私自身も愛用しているのが、図16のKohler Medizintechnik社製・診査用器具＃4・Kohler®11/12AF（問い合わせ先：株式会社アルタデント）です。①超軽量、②シャンクが＃11-12キュレットのように屈曲する（アメリカでは「＃11-12エキスプローラー」と呼ばれていました）、③極細の先端、④繊細に動いてよくしなる、などの特徴があり、ほんのわずかな振動でも第一シャンクを通してしっかり中指まで届くので、歯面の解剖学的状態や歯石の付着状況を詳しく読み取ることができます。
　操作上の最大の注意点は、ワーキングエンドを間違えないこと。先端がとても細いので、ワーキングエンドを間違えて操作すると、歯周組織を傷つけてしまいます。

ワーキングエンドを間違えない目ヂカラ＋繊細なハンドテクニック
＝"痛くさせない歯科衛生士"の必須スキル

がなければ、このエキスプローラーの機能性を100％には発揮させられないことから、NYUではこのエキスプローラーを、歯学部・歯科衛生士科における"第一関門"と呼んでいました。これだけ聞くと、皆さん「そんな難しそうなもの、使いこなせるかな…？」と不安に思いがちですが、No problem！　このスキルが実力として身についてさえいれば、歯科衛生士用エキスプローラーは、歯石探査（図17）や歯の解剖学的形態確認（図18）、カリエスチェック（図19）などにまつわる悩みを一気に解決させる、糸口になってくれるのです。Why Don't you try it？
　スケーリングばかりがどれだけ上手でも、歯石探査が未熟なうちは確実なSRPはできません。そう考えると「歯石探査テクニック＞スケーリングテクニック」といっても、けっして過言ではないのです。

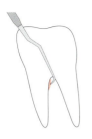
図17 歯石やプラークなど、付着物を探査する

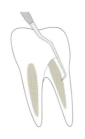
図18 歯の形態・硬度・大きさ・植立位置を調べる

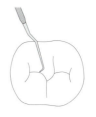
図19 カリエスの有無を診る

1. 基本的な操作法

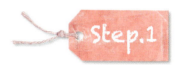
Step.1

　施術部位に準じて、ワーキングエンドを選びましょう（p. 29「ワーキングエンドを間違えない"5つの秘訣"」Step. 1 & Step. 5参照）。
　執筆変法で把持したら、中指は必ずシャンクに乗せます。先端1〜2mmからシャンクを経て中指に届く、繊細な振動を頼りに、歯の解剖学的形態を調べ、歯石の硬さ・サイズなどを確実に読み取ることが、最も肝心です。

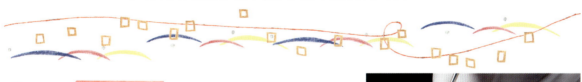

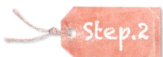
Step.2

　歯石探査は遠心隅角からスタートします。
　遠心隅角から遠心へ向けて※、少しずつエキスプローラーを動かします。先端を進行方向に向け、小さなお子さんの肩を撫でるようなイメージで、優しく丁寧に進めていきましょう。

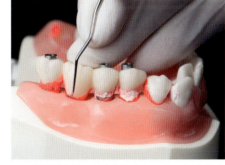

※ 歯石探査は、遠心隅角からスタートさえすれば、遠心・近心のどちらの方向から診査をはじめてもOKです。

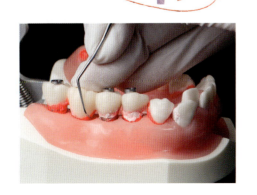

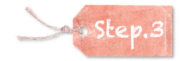
Step.3

　前腕回転運動とローリング運動（歯面からワーキングエンドを離さずに、親指と人差し指でインスツルメントを回転させる）で歯石探査します。先端1〜2mmは歯面にピッタリ当て、離してはいけません（ハンドテクニックに自信が

インスツルメンテーション&SRPのニガテをなくす、アドバンススキル

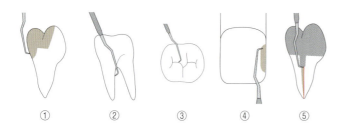
① ② ③ ④ ⑤

ない方は、p. 9【Point ①正しい執筆変法】からリトライしましょう）。
　把持部をしっかり持ちつつ余計な力は抜いて、シャンクから伝わる振動をどれだけキャッチできるかがポイントです。日頃から、①セメントと補綴物・天然歯の違い、②根分岐部の形態、③咬合面、④レジン歯と天然歯の違い、⑤歯石や歯牙のクラックなどを意識して、シャンクから中指に伝わる振動が教えてくれる"サイン"を見逃さないよう、訓練することが大切です。

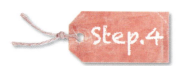

Step.4

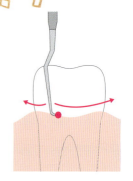

　遠心方向への探査を終えたら、もう一度先端を遠心隅角にセットし直し、今度は近心へ向けて※動かしていきます。

※　歯石探査は、遠心隅角からスタートさえすれば、遠心・近心のどちらの方向から診査をはじめてもOKです。また、先端を進行方向に向けることがポイントです。

From Naoko To You

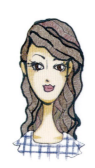

優しく・ゆっくり・丁寧に

　小さな子どもの肩を優しく撫でるような感覚で、歯牙の周囲をワーキングエンド1～2mm部位で触れていきましょう。施術中は「優しく・ゆっくり・丁寧に」を忘れずに。この3つを心がけることで、痛みを最小限に留められます。患者さんにとっては"痛くさせない歯科衛生士＝また担当してもらいたい歯科衛生士"なのです。

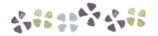
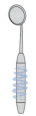

Gramercy
グラマシー

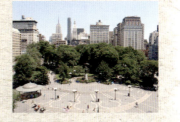

　グラマシーパークやユニオンスクエアが広がるこのエリアでは、季節になると農家の人々が農作物を売りにくるフェスがあります。隠れ家的なカフェやワインバーなどゆったりくつろげるスポットもあり、治安もよく学生が多いエリアで、安心して観光を楽しめます。

Point ❻ シックルスケーラーを活用しよう

シックルスケーラーの基本構造と特徴

仕　様	前歯部用（図20）・臼歯部用（図21）の2種。両刃
適用部位	歯肉縁上
刃部の角度	第一シャンクに対して90度（図22）
作業部	刃部の先端から1/3の部位

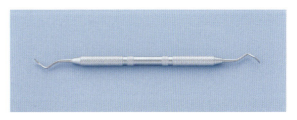

図20　前歯部用スケーラー（株式会社YDM）　　　図21　臼歯部用スケーラー（株式会社YDM）

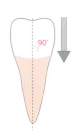

図22　第一シャンクに対して90度についた刃部

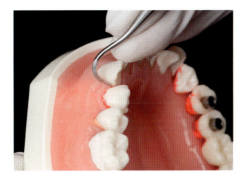

図23　第一シャンクと歯軸が平行になるよう歯面にあてがってから手の傾きを微調整することで、刃部を60〜80度（対歯軸）に素早くセットできる

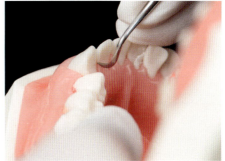

図24　臼歯部用は先端が細いため、前歯叢生部に応用してもOK

　一度、第一シャンクと歯軸が平行になるよう歯面にあてがってから、手の傾きを少しずつ調整すると、刃部を歯石除去のベストな角度（歯軸に対して60〜80度）に素早く合わせられます（図23）。

　操作上の注意点は、刃部を歯肉縁下までもぐり込ませすぎないこと。シックルスケーラーの歯肉縁下への使用は、原則的にNGです！　鋭い刃が両面についているため、

歯肉縁上／縁下の境界を越えて刃部を深く挿し込むと、歯周組織を傷つけてしまいます。
　臼歯部用はシャンクが曲になっているので、ワーキングエンドを間違えないよう注意が必要です。なお臼歯部用は先端が細いものが多く、前歯叢生部などに応用するのも効果的です（図24）。

1. 刃部の操作方向と"Pullの動き"を意識する

　あなたはスケーリング中、操作方向を考えながら刃部を動かしていますか？　刃部の操作方向への意識は、あなたを"痛くする歯科衛生士"にも"痛くさせない歯科衛生士"にもする、ターニングポイント。歯の萌出角度や位置・開口程度・歯面の角度に応じて、①歯軸に対して垂直、②歯軸に対して斜め、③歯軸に対して平行、の3方向を意識しながら刃部を動かすことで、最後臼歯遠心や捻転歯のようにスケーリングしにくい部位でも、歯石の取り残しをなくせるはずです（図25）。
　また、刃部の内側を歯石の下に滑り込ませて、適度に側方圧を掛けながらすくい上げるようにスケーリングすると（Pullの動き＝上に向かう動き）、強い痛みを与えることなく、キレイに歯石が剥がれます。

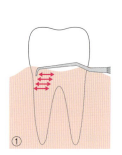
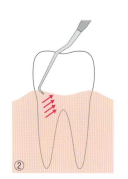
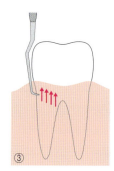

図25　刃部の操作方向。施術部位に応じて①歯軸に対して垂直、②歯軸に対して斜め、③歯軸に対して平行、の3方向を意識しながら刃部を動かすことで、確実に歯石を除去できる

WORK Try it!

Question ①　施術中の思わぬアクシデントを未然に防ぐためにも、歯周組織の仕組みへの理解は必須です。歯肉を構成する4つの歯周組織の名称と、その健康状態をイラストで表現してみましょう。

[Answer]
4つの歯周組織

・
・
・
・

健康な歯周組織

Question ②　刃部の操作方向を、矢印で記入してみましょう。

[Answer]

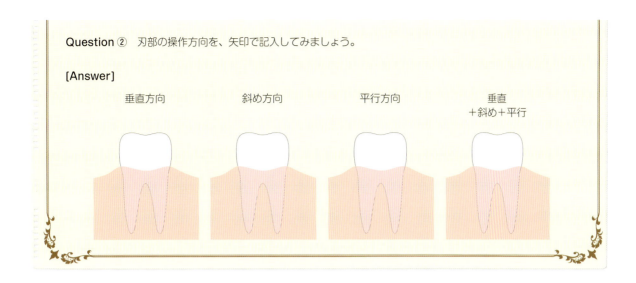

2. 基本的な操作法

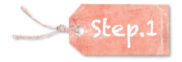

　歯肉縁上歯石の下に、刃部の内側を滑り込ませます。シックルスケーラーは先端が鋭利なチップで両刃なので、背面で歯周組織を傷つけないよう、気をつけましょう。
　このとき、施術歯（または隣接歯）の咬頭や切端に固定指を置くと、手元の安定感が増して安心・安全に施術を行えます。

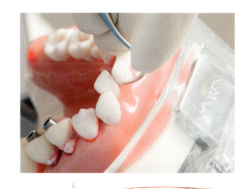

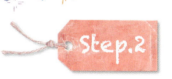

　①歯軸と第一シャンクを平行にする、②手元の角度を微調整する、の手順で、刃部を歯軸に対して60～80度の位置に合わせます。

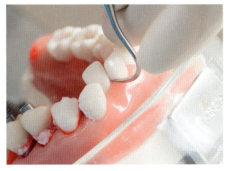

①歯軸に対して第一シャンクを平行に構える

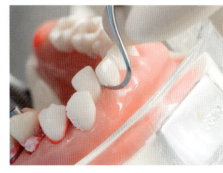

②歯軸に対して60～80度になるまで、角度を微調整する

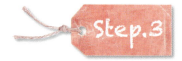

Step.3

適度な側方圧を掛けながら、歯石の下からすくい上げるように歯石を剥がします（"Pullの動き"を意識する）。

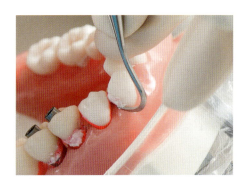

West Village
ウエストヴィレッジ

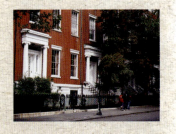

ウエストヴィレッジは、歴史ある閑静な高級住宅街。有名作家やアーティスト、セレブなどが数多く住むエリアです。高層ビルはほとんどなく、3〜5階建ての低いレンガ造りの建物が並んでいます。1階部分にはオシャレなレストランやカフェなどが入っており、緑も多く、静かで心地よい雰囲気が漂います。

Point ❼ キュレットスケーラーを活用しよう

1. ユニバーサルキュレット（コロンビアスケーラー）

ユニバーサルキュレットの基本構造と特徴

仕　様	両刃
適用部位	歯肉縁上／縁下
刃部の角度	第一シャンクに対して90度（図26）
作業部	刃部の先端から1/3の部位

　遠心隅角をターニングポイントとして、ワーキングエンドを持ち変えずに内刃／外刃を近心／遠心ともに使えるのが、大きな特徴です。
　実際、臨床での出番はほとんどないインスツルメントですが、その操作法はインプラントメインテナンス用スケーラー（HF・Kerrのインプラントメインテナンス用キュレットなど）の操作法としても有効なので、復習しておきましょう（ユニバーサルキュレットの基本的な操作法は、歯科衛生士用エキスプローラーと同様です。p. 21参照）。

2. グレーシーキュレット

グレーシーキュレットの基本構造と特徴

仕　様	前歯部用（#1-6）、小臼歯部用（#7-10）、大臼歯部用（#11-12、#13-14）。片刃（第一シャンクを床に対して垂直にし、フェイスが下に傾くほうに1面のみ）で細身
適用部位	歯肉縁下
刃部の角度	第一シャンクに対して70度
作業部	刃部の先端から1/3の部位

　第一シャンクと歯軸が平行になるように歯面にあてがうだけで、歯石除去のベストな角度（歯軸に対して60〜80度）に合わせられます。片刃で細身な刃部は歯周組織をむやみに傷つける心配もなく、使いやすいインスツルメントです（図27）。
　操作上の最大の注意点は、あらかじめ決まっている、

- #1-6：前歯部用（#5/6は小臼歯部、臼歯部中央部位にも使用可能）
- #7-10：小臼歯部用
- #11-12：大臼歯部用（近心）
- #13-14：大臼歯部用（遠心）

という番号とその適用部位を間違えないことと、ワーキングエンドを間違えないこと。
　自信のない人は、図28を見てみましょう。これは、図27の#1-2、#7-8、#11-12、#13-14の各グレーシーキュレットの適用部位をそれぞれのグリップと同じ色で塗り分けた、早見表です。このように色分けしておけば"○○番の歯には、□□色のキュレット"かが、一目瞭然ですね！　図27は私の愛用品ですが、このように番号ごとにカラーリングされていなくても、お好きな色のシールやマスキングテープを貼って色分けするなど、覚えやすく・使いやすくするために、どんどん工夫してみましょう！

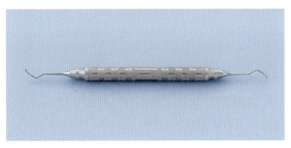

図26　ユニバーサルキュレット（コロンビア：株式会社YDM）

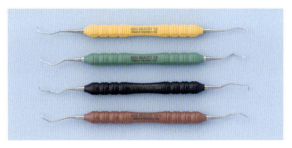

図27　グレーシーキュレット。上から#1-2、#7-8、#11-12、#13-14（Kohler®：株式会社アルタデント）

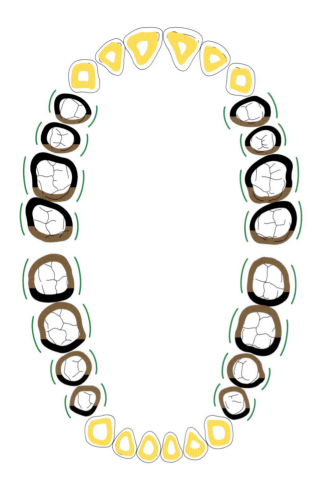

Yellow：#1-2 & #3-4

Green：#5-6#7-8 & #9-10

Black：#11-12

Brown：#13-14

図28　グレーシーキュレットの番号とその適用部位の早見表

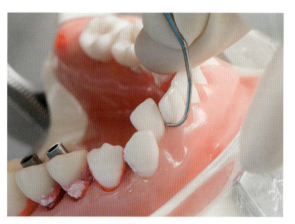

図29　#11-12で、前歯叢生部やコンタクトのキツい部位にアプローチ

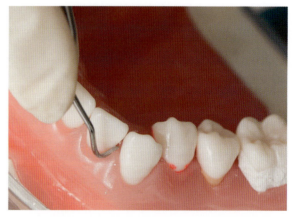

図30　#13-14で、前歯叢生部やコンタクトのキツい部位にアプローチ

　　アドバンススキルとして、前歯叢生部やコンタクトのきつい部位に臼歯部用を応用するのも、とても効果的です（図29、30）。また、臼歯部用の近心（#11-12）／遠心（#13-14）を使い分けるポイントは、遠心隅角です。中央部（近心隅角から遠心隅角間）に#5-6や#7-8を使うこともできますが、滅菌処理やシャープニングなどの手間を考えると、この2本を選択するのがベスト。事実アメリカのクリニックでは、臼歯部の施術はこの2本で済ませている歯科衛生士がほとんどでした。

1) ミニファイブ

　オリジナルに比べて刃部は約1/2に、シャンクは3mmほど長くつくられています（図31）。狭いポケットにも到達させやすいので、前歯叢生部や根分岐部などには、オリジナルよりもミニファイブのほうが使いやすいでしょう。刃が小さいため消耗が早く感じられるので、丁寧にシャープニングしましょう。

2) アフターファイブ

　オリジナルに比べて、シャンクが3mmほど長くつくられており、最後臼歯遠心部などの深いポケットにも到達させやすいのが特徴です。刃部はオリジナルと変わりませんが、臨床でこの特徴を活かせるチャンスは、それほど多くはないでしょう。

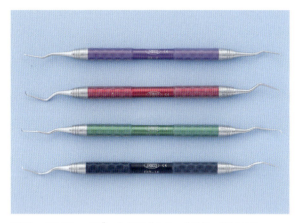

図31　ミニファイブ。上から#1-2、#7-8、#11-12、#13-14（株式会社YDM）

3. ワーキングエンドを間違えない"5つの秘訣"

　あなたは、グレーシーキュレットのどこを見て、どのようにワーキングエンドを選んでいますか？　施術部位に準じた正しいワーキングエンドを判断できるかは、SRPの成功／失敗の分かれ目ともいえる、大切なポイントです。スケーリングでは特に、ワーキングエンドを間違えて操作すると刃部が歯周組織を傷つけ、患者さんに不要な痛みを与えてしまったり、せっかく施術したのに「むしろ、やらないほうがよかった…」なんて、悲惨な結果をも招きかねません。

　そこで、NYU歯学部・歯科衛生士科で実際に教えられている、ワーキングエンドを間違えないための"5つの秘訣"を、特別にご紹介します！　たった5つを覚えるだけで、グレーシーキュレットを持つと同時にワーキングエンドを判断できるようになるはずです。

　NYU歯学部・歯科衛生士科でも「施術部位・施術目的に応じて、正しいワーキングエンドを選べるかどうか」から実技テストが行われていたほど、インスツルメントのワーキングエンドを間違えない目ヂカラは、歯科衛生士にとってなくてはならない大切なスキルです。

　"5つの秘訣"をヒントに、目ヂカラトレーニングをはじめましょう！

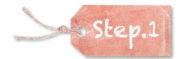

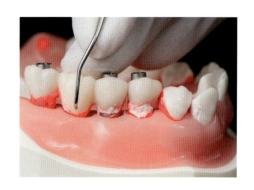

第一シャンクと歯軸が平行になるよう歯面にあてがいます。

NG例：このとき、第一シャンクが極端に近心方向へと倒れて見えたら、ワーキングエンドが間違っている証拠！　トウの先端を歯頸部や歯間部に垂直に当てると、シャンクが平行か近心に倒れているかが、よくわかります。

これは、歯科衛生士用エキスプローラー、臼歯部用シックルスケーラーのワーキングエンドを判断する場合にも有効な方法です。

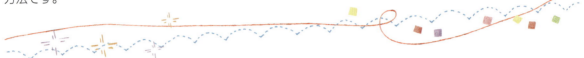

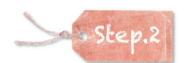

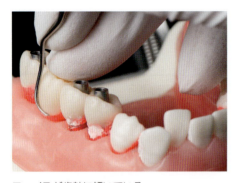

フェイスが歯軸に傾いている

刃部のフェイスを歯軸に向けます。このとき、フェイスが歯軸を向いて、キュレットの刃部が歯牙を包み込むような状態になっていればOKです。

NG例：フェイスが外側を向いて、刃部にライト光が反射して見えたら、ワーキングエンドが間違っている証拠！

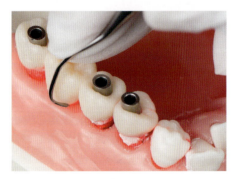

刃部が、歯面のカーブを包み込むようになっている

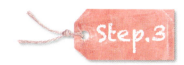

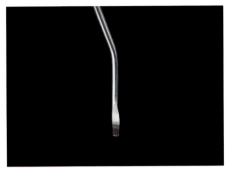

奇数番号のキュレットはトウを自分に向け、偶数番号のキュレットはトウを反対に向け、第一シャンクを床に垂直にするとフェイスが右に傾く。傾いたほうに刃部がある

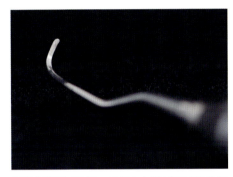

刃部を確認する際、きちんと研げているかもチェック

Step.3

刃部をチェックします。

ワーキングエンドを刃部だけで判断する人も、多いのでは？ けっして NG ではありませんが、各番号を使い分けるたびに何度も刃部を見たり、ワーキングエンドを持ち変えたりする様子は、患者さんの目にはプロとはいいがたい姿に見えてしまうこともあるでしょう。

刃部のチェックは、あくまでチラッと自然に行うのがベストです。

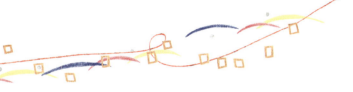

Step.4

グレーシーキュレットの番号と施術部位が一致しているか、確認しましょう（番号と適用部位のスムーズな見分け方は、図28参照）。

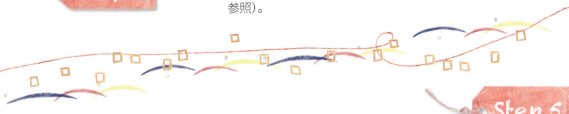

Step.5

第一シャンクのすぐ上の屈曲は、必ず遠心に向けましょう。屈曲（V字型になっている）を遠心（D）に向けることから、NYUでは「V to D」と呼んでいました。

ここまでの5つの手順さえ覚えれば、施術部位に準じた正しいワーキングエンドがどちらなのか、すぐに判断できるようになるはずです。

これは、歯科衛生士用エキスプローラー、臼歯部用シックルスケーラー、ユニバーサルキュレットのワーキングエンドを判断する場合にも有効な方法です。

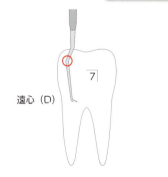

シャンクの屈曲（V字型 ○ ）は、必ず遠心（D）に向ける

インスツルメンテーション&SRPのニガテをなくす、アドバンススキル

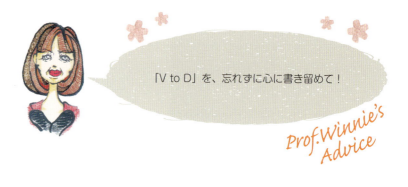

「V to D」を、忘れずに心に書き留めて！

Prof. Winnie's Advice

4. グレーシーキュレットの基本的な操作法

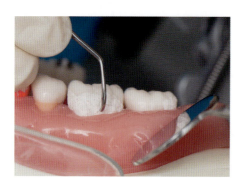
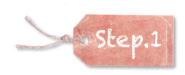

Adaptation（適合）
第一シャンクと歯軸が平行になるよう、歯面にあてがいます。トウの先端を歯頸部や歯間部に垂直に当てると、シャンクが平行になっているか、わかりやすくなります。

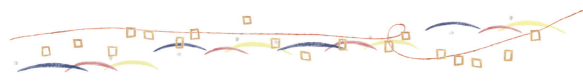

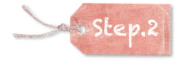
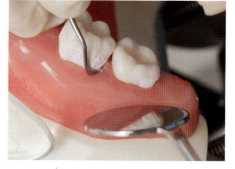

Insertion（挿入）
歯肉縁下で歯軸に対して刃部に角度をつけずに、ポケット内に挿入します。

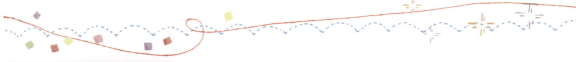

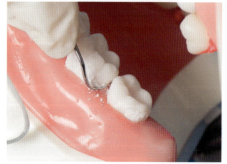
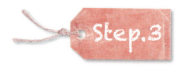

Anglation（傾ける）
歯軸に対して60〜80度（歯石除去のベストな角度）になるよう、刃部を傾けます。

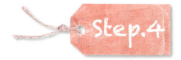

Activation（動かす）

　前腕回転運動・ピボット運動（固定指を軸にして、歯軸に対して平行に横方向へ移動させる）・ローリング運動を駆使して刃部を動かし、歯石を除去します。

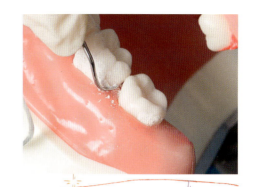

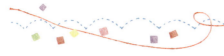

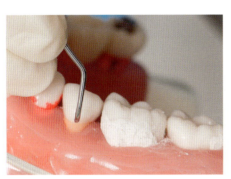

Stabilization（再安定）

ほかの部位の施術に移行する前に、

・正しい執筆変法にできているか

・ワーキングエンドが合っているか

・適切な位置に固定指を置けているか

もう一度確認しましょう。

　一呼吸おいてから、気持ちを新たに施術を再開します。

Relax & Start over！

From Naoko To You

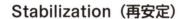

スケーリング時の CHECK LIST

1. 施術者（自分）のポジション・姿勢は大丈夫？
2. 患者さんの体勢・位置は大丈夫？
3. ライトは正しい位置・角度に設定してある？
4. インスツルメントを正しく把持できている？
5. 歯石除去のベストな角度（歯軸に対して60〜80度）を理解できている？
6. 固定点のとり方、固定指の位置は施術歯またはその隣接歯に置けている？
7. ハンドテクニック（前腕回転運動・ピボット運動・ローリング運動）は身についている？
8. 歯肉の状態に応じて、圧力をコントロールできる？
9. ミラー操作のテクニックは身についている？
10. 施術部位により、正しいポジションに位置できている？（p.39 ポジショニングマップ参照）

クリニック内での用語を、統一・共有しましょう

　インスツルメントは種類が豊富なため、多種混同を防止のためにも「○○のキュレット、□□のスケーラー（番号やグリップの色などで呼び分ける）」のように、クリニック内での呼称を前もって統一しておくとよいでしょう。インスツルメントの呼称に限らず、医療スタッフ同士が指示内容を正しく理解・伝達し合うためにも、クリニック内での共通用語とその意味への認識を医療スタッフ全員が共有できていることが、何よりも大切です。

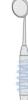
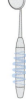

インスツルメンテーション&SRPのニガテをなくす、アドバンススキル

East Village
イーストヴィレッジ

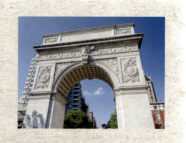

　ニューヨーク大学に隣接するワシントンスクエアには、凱旋門があります。また、オフブロードウェイの「STOMP」の劇場や生のJAZZ演奏などが毎日行われるレストランなどもあります。

Point 8　ライトの正しい位置・角度

1. 上　顎（Maxillary）

　ライト光が床に対してほぼ平行に届くよう、調節しましょう。患者さんには顎を軽く上げていただき、お顔の正面から照射します。上顎の咬合平面は、床に対して90度に保ちましょう（図32）。

2. 下　顎（Mandible）

　ライト光が床に垂直に届くよう、調節しましょう。患者さんには顎を軽く引いていただき、お顔の真上から照射します。下顎の咬合平面は、床に対して45度に保ちましょう（図33）。

　上顎・下顎ともに、ライトと口腔内との距離は「ひじから指先までの距離」が目安です。それより遠すぎるとライト光が術部に届きにくくなり、近すぎても自分の動きを妨げてしまうでしょう。

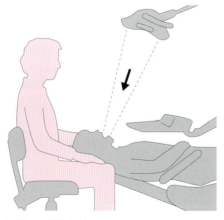
図32　上顎の照射

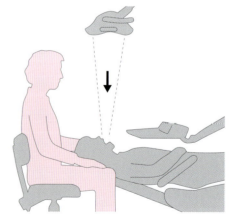
図33　下顎の照射

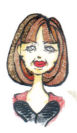

ライトの距離は腕を少し傾けた「ひじから指先までの距離」がベストです。
Remember to…
・正しいライトの距離を保ちましょう。
・施術していないときにはライトを折り畳むか、サイドに寄せておきましょう。
・患者さんに触れたり、寄りかかったりしないよう気をつけましょう。

Prof.Winnie's Advice

SoHo ソーホー

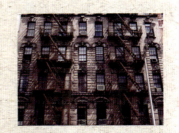

ソーホーは以前は倉庫が多く、比較的物価の安い街でしたが、今ではセレクトショップやブランドショップが並び、5番街にも負けないくらいのショッピング街になりました。流行に敏感な若者達が多く訪れ、にぎわう中にもアーティスティックな雰囲気が十分に残りっており、観光客にも人気のスポットです。

Point ❾ チェア操作は、声掛けしながら丁寧に

スムーズなチェア操作の手順

①できるだけ深めに座るよう、あらかじめ患者さんに伝える。またヘッドレストはシート（背面板）を倒す前に、ある程度、高さを調節しておく

②「シートを倒しますね」など、声掛けしてからチェアを操作する。患者さんの頭のてっぺんが、ヘッドレストに快適に位置するよう調節する。その際も、つらくないかなど、声掛けをする

③患者さんのチェアの高さを微調整し、施術者との位置関係を確認する。「小さく前へならえ」をしたときに施術部がくる距離がベスト。ひじから手首までを、床に対して平行にする

④施術部位に応じて、ヘッドレストの角度を調節する

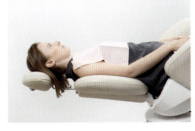
図34 シートの角度・ヘッドレストの位置、ともにベスト

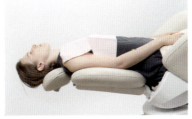
図35 ヘッドレストの位置が低すぎて、頭部を支えられていない

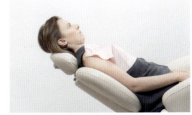
図36 シートの角度が強すぎる

近年では自動設定のユニットも増えてきているようですが、患者さんの体位は自分の目で確認・調整するのが、プロの仕事です（図 34 〜 36）。

どんな操作も「チェアを上げますね」「シートを倒しますね」など、必ず声掛けしてから行いましょう。接遇の精神に則った丁寧な対応は、"オンリーワンの対応"として患者さんに喜ばれます。

患者さんが浅く座った状態でシートを倒すと、頭の位置がヘッドレストより下にくることがあるので、あらかじめ「できるだけ深く座ってくださいね」など、一言お伝えするとよいでしょう。先にシートを倒されてから身体を上下に移動させるのは、意外と大変なものです。

ヘッドレストの角度は、上顎・下顎のどちらを診るかで変わりますが、必要以上に角度をつけすぎてもかえって術部が診にくくなるうえ、患者さんの頸部にも負担が掛かってしまいます。基本的には、

- **上　顎：上顎咬合平面は床に対して約 90 度。施術歯の歯軸の延長が、患者さんの胸部を向けば OK！**
- **下　顎：下顎咬合平面は床に対して約 45 度。施術歯の歯軸の延長が、施術者（自分）の胸部より下を向けば OK！**

が、それぞれのベストです（図 37、38）。施術歯の歯軸の延長がどこにくるかも、確認しましょう。

チェア操作のポイントは、背面板よりもヘッドレストの角度にあります。ヘッドレストに極端な角度をつけなくても、患者さんに声掛けして顎の上げ下げに協力してもらうだけで、十分な視野を確保できるはずです。アメリカのクリニックでは、健康状態に問題のない患者さんには、

- Chin up please…顎を上げてください
- Chin down please…顎を下げて（引いて）ください
- Face away from me please…あちら（施術者の反対側）を向いてください
- Face toward me please…こちら（施術者側）を向いてください

などの声掛けで、施術に協力してもらうのがスタンダードでした。医療スタッフの相互実習で試しても多少の顎の上げ下げは大した負担ではなく、施術中、長時間にわたり同じ姿勢でいる患者さんにとって少しでも身体を動かせることは、むしろプラスであるといえるでしょう。

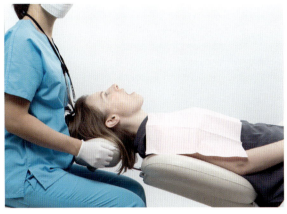
図37 上顎：上顎咬合平面が、床に対して約90度になるようヘッドレストを調節する。また、施術歯の歯軸の延長が患者さんの胸周辺に向いていればOK

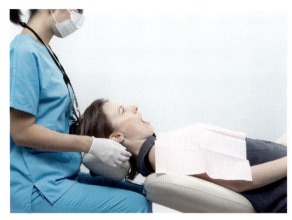
図38 下顎：下顎咬合平面が、床に対して約45度になるようヘッドレストを調節する。また、施術歯の歯軸が施術者の胸部より下を向いていればOK。施術者は足をやや開いて座る（ヘッドレストの下に入れられないため）

From Naoko To You

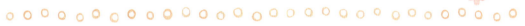

基本的なチェアの設定

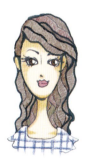

- アップライト（Upright）：この体位から施術をスタートします。患者さんと会話する際に、アイコンタクトが取りやすい体位です。近づきすぎずに90度の位置から話しかけると、威圧感を与えることもなく自然に会話できます。
- セミアップライト（Semi upright）：心臓・呼吸器系疾患をお持ちの患者さんに適した体位です。
- スパイン（Supine）：ほぼ床と平行になる体位です。患者さんの鼻とかかと（もしくは足と頭）がほぼ同位置になります。心臓・呼吸器系疾患をお持ちの患者さんには、この体位は禁忌です！
- トレンドレンバーグ（Trendlenberg）：背骨を35〜45度に傾けた体位です。高血圧の患者さんの場合、この体位をとることで急な姿勢の変化による眩暈を防げます。

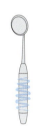

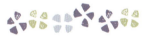

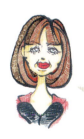

もし、あなたが施術したい部位が見えなかったり器具を適合させることができなかったとしたら、あなたのポジションか患者さんのヘッドレストの位置を調節してみましょう。多くの場合、問題はそこにあります。

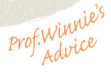
Prof.Winnie's Advice

Lower Manhattan
ロウアーマンハッタン

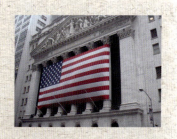

　その名の通りマンハッタンの南に位置し、有名なウォール街などビジネス街。最南端にあるバッテリー・パークは、毎年5月に行われる"バイクニューヨーク（自転車でNY中を走りまわるお祭り）"のスタート＆ゴール地点でもあり、自由の女神があるリバティアイランドへのフェリーも出航しています。

Point ⑩　美しい姿勢は、仕事への心持ちの表れ！

　ちゃんとライトを当てているのに、術部が暗い…。それは、あなたの姿勢が悪いせいかも知れません。施術の前に、自分が座る施術者用チェアの高さをチェックしていますか？　高すぎるチェアに座ると背中を丸めて施術することになり、ライト光を自らの頭で遮ってしまうことがあります（図39）。また、姿勢が悪くなることで手元まで乱れて、正しい角度でスケーリングできなくなることも考えられます。

　中には、姿勢が悪くなっていることに気づかずにライトの位置ばかり気にする人もいますが、施術中に何度もライトに触れるのは、インフェクションコントロール（感染症予防）の面からも、避けたいものです。

　チェアの高さをあらかじめ調節しておけば姿勢が乱れることはなく、ライトの基本的な位置を変える必要もほとんどありません。熱を生じるタイプのライトなら特に、患者さんに「まぶしい」「熱い」といったストレスを与えないためにも、姿勢を正してライトと術部との間に適度な距離をとるよう、気をつけましょう。

1. ひざと腰は、90度に！

　施術の前に（ほかの医療スタッフの使用後は必ず）、施術者用チェアを自分の身長に見合った高さに調節しましょう。座ったときのひざと腰の角度が、横から見て90度になる高さがベストです（図40）。

　施術スタートから終了まで美しい姿勢でいることは、実力に差をつける大切なポイントであると同時に、仕事に向き合う心持ちの表れでもあります。常に、正しく・美しい姿勢を心がけましょう。

施術者用チェアの調節手順

①チェアに深めに座る

②座ったときのひざと腰の角度が、横から見て90度になる位置を目安に、チェアの高さを調節する

③足は肩幅程度に開き、全身的なバランスをとりやすい体勢をとる。足を開きすぎていると、床を蹴ってチェアを移動させにくくなるため、注意する

④床に対する背中の角度が、横から見て90度になるように、背筋を伸ばして胸を張る

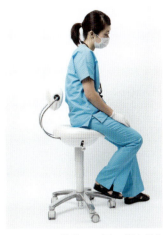
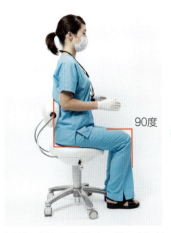
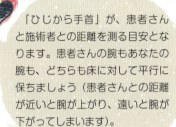

図39 悪い姿勢の一例。背筋が曲がって、うつむきがちに手をひざに置き、足もチェアの脚に引っ掛けて揃っていない

図40 正しい姿勢の一例。床に対する背中の角度、ひざと腰の角度は、90度を意識する

「ひじから手首」が、患者さんと施術者との距離を測る目安となります。患者さんの腕もあなたの腕も、どちらも床に対して平行に保ちましょう（患者さんとの距離が近いと腕が上がり、遠いと腕が下がってしまいます）。

Prof.Winnie's Advice

2. 自分だけの「ポジショニングマップ」をつくろう！

施術中は、

・右利きの場合：8時から1時の間
・左利きの場合：4時から11時の間

でポジションをとるのが、通常です。最も作業しやすいポジションは施術部位ごとにさまざまですが、美しい姿勢で腕や手首を不自然に曲げることなく、ミラーテクニックも加えて、正しい角度でインスツルメントを操作できるポジションがベストです。

もし、施術中にだんだん身体が右や左にブレて「作業しづらいな…」と感じたら、ひとまず施術を中断し、身体の中心軸をまっすぐに正して作業できるポジションまで、チェアごと移動しましょう。同じポジションから動かずに、上半身だけ向きを変えて無理な体勢で施術を続けるのは、NGです！

- □ チェア移動を繰り返しても、自分のポジションが定まらない
- □ 施術中、身体が左右にブレたり姿勢が乱れることが多い

これらの項目に「YES」という方は、作業しやすいベストポジションを施術部位ごとに記録して、オリジナルの「ポジショニングマップ」をつくることをオススメします。「この位置なら、ラクに作業できる」と感じたポジションを紙に描き起こすことで情報整理できるので、自分にとってのベストポジションを、アタマと身体の両方で覚えやすくなるはずです。

1）上顎前歯部

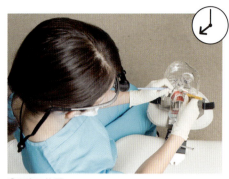

①8時の位置

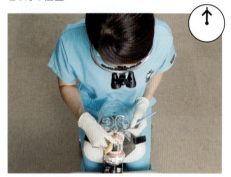

②12時の位置

唇　側
①⌒1〜3｜遠心 & ｜1〜3近心：8時の位置。
②⌒1〜3｜近心 & ｜1〜3遠心：12時の位置。

【Memo】
・患者さんは上向き。
・患者さんには ｜3近心・3｜遠心を診るときは少し左に、｜3遠心・3｜近心を見るときは少し右に顔を向けていただくと、さらに作業しやすい。
・前歯叢生部に、＃11-12や＃13-14のグレーシーキュレットを応用してもOK。

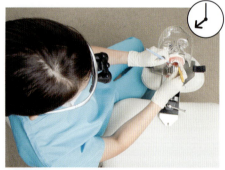

①8時の位置

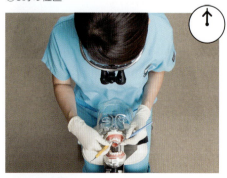

②12時の位置

口蓋側
①⌒1〜3｜遠心 & ｜1〜3近心：8時の位置。
②⌒1〜3｜近心 & ｜1〜3遠心：12時の位置。

【Memo】
・患者さんは上向き。
・患者さんには ｜3近心・3｜遠心を診るときは少し左に、｜3遠心・3｜近心を見るときは少し右に顔を向けていただくと、さらに作業しやすい。
・前歯叢生部に、＃11-12や＃13-14のグレーシーキュレットを応用してもOK。

2) 上顎右側臼歯部

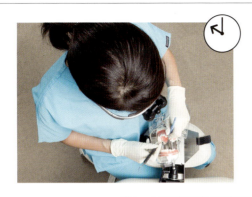

口蓋側
・10時の位置。

【Memo】
・患者さんは上向きで、少し右に顔を向けていただく。

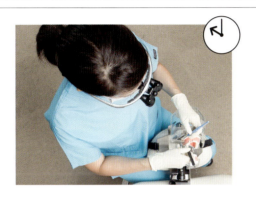

頬側
・10時の位置。

【Memo】
・患者さんは上向きで、少し左に顔を向けていただく。

3) 上顎左側臼歯部

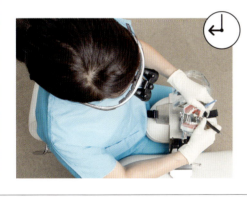

口蓋側
・9時の位置。

【Memo】
・患者さんは上向きで、少し左に顔を向けていただく。

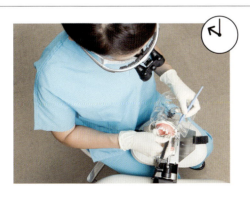

頬側
・10時の位置。

【Memo】
・患者さんは上向きで、少し右に顔を向けていただく。

4) 下顎前歯部

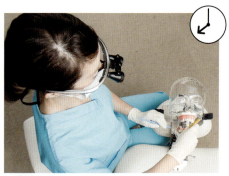
①8時の位置

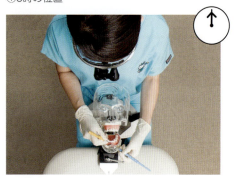
②12時の位置

唇　側
① 3~1 遠心および 1~3 近心：8時の位置。
② 3~1 近心および 1~3 遠心：12時の位置。

【Memo】
・患者さんは下向き。
・前歯叢生部に、♯11-12や♯13-14のグレーシーキュレットを応用してもOK。

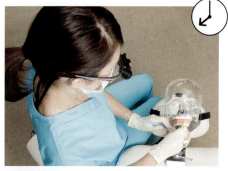
①8時の位置

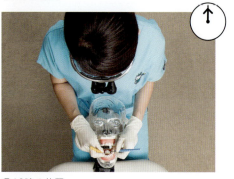
②12時の位置

舌　側
① 3~1 遠心および 1~3 近心：8時の位置。
② 3~1 近心および 1~3 遠心：12時の位置。

【Memo】
・患者さんは下向き。
・前歯叢生部に、♯11-12や♯13-14のグレーシーキュレットを応用してもOK。

5）下顎右側臼歯部

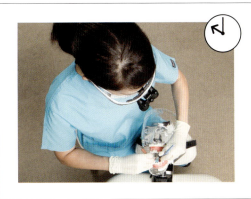

舌 側
・10時の位置。

【Memo】
・患者さんは下向きで、少し顔を右に向けていただく。

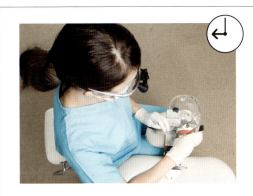

頬 側
・9時の位置。

【Memo】
・患者さんは下向きで、少し顔を左に向けていただく。

6）下顎左側臼歯部

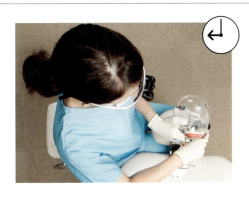

舌 側
・9時の位置。

【Memo】
・患者さんは下向きで、少し顔を左に向けていただく。

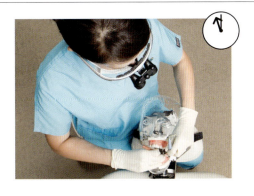

頬 側
・11時の位置。

【Memo】
・患者さんは下向きで、少し顔を右に向けていただく。

From Naoko To You

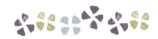

自分にとってのベストポジションのほか、患者さんのお顔の向きや体位、注意事項なども併せてメモしておくと、さらに便利です。

WORK 模範解答

p.10
Question ①　第一シャンクとはどこでしょうか？　該当箇所を塗ってみましょう。

[Answer]

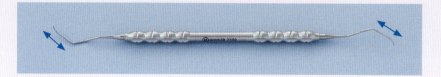

Question ②　遠心隅角とはどこでしょうか？
該当箇所に線を引いてみましょう。　　　　[Answer]

　　　　　　　　　　　　　　　　　　近心　　　　　　　　遠心

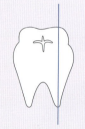

p.14
Question　3タイプのミラー、それぞれの構造の違いと特徴を書いてみましょう。

[Answer 例]
・表面反射鏡：反射面が鏡表面にあり、施術部位との距離感も正確に映る
・平面鏡：反射面がレンズの底面にあり、施術部位とわずかに離れる
・凹面鏡：反射面が鏡表面にあり、施術部位が拡大して映る

p.14
Question　あなたはいつも、どのようにミラーテクニックを使っていますか？

[Answer 例]
　鏡視：直接見えない所を鏡に映して診る
　反射：光が十分に届かない所に光を届ける
　排除：頬粘膜や舌などを安全のため排除する
　透光：光を歯牙に通してカリエスチェックをする

p.24

Question ① 施術中の思わぬアクシデントを未然に防ぐためにも、歯周組織の仕組みへの理解は必須です。歯肉を構成する 4 つの歯周組織の名称と、その健康状態をイラストで表現してみましょう。

[Answer]

健康な歯周組織＆歯肉縁上と歯肉縁下の境界

4 つの歯周組織
- ・歯肉
- ・セメント質
- ・歯根膜
- ・歯槽骨

歯肉
セメント質
歯根膜
歯槽骨

Question ② 刃部の操作方向を、矢印で記入してみましょう。

[Answer]

垂直方向　　　　　斜め方向　　　　　平行方向　　　　　垂直
　　　　　　　　　　　　　　　　　　　　　　　　　　　　　　　　＋斜め＋平行

"デキる歯科衛生士"による患者管理とは

① 口腔内診査・口腔外診査の重要性

「口腔がんをはじめとする重大疾患を最初に発見できるチャンスは、歯科衛生士の業務の中にある」といわれているのをご存知ですか？　事実、アメリカのクリニックでは、歯科衛生士による治療前のバイタルサインチェックと口腔内診査・口腔外診査が、欠かせません。

施術者用チェアの調節手順

バイタルサインチェック	・血　圧：成人なら拡張期血圧60～90mmHg（学童なら60～70mmHg）／収縮期血圧130～110mmHg（学童なら120～100mmHg）が正常値。 ・脈　拍：1分間に50～60回、多くても100回まで ・呼　吸：成人なら1分間に16～20回（学童なら20～25回） ・体　温：36～37度	患者さんの健康状態に問題がなく、安心・安全に治療を受けられる体調であるか確認する
口腔内診査	口唇・頬粘膜・歯茎・歯槽粘膜・軟口蓋・硬口蓋・口腔咽頭・舌・舌下など	重大疾患の早期発見や、病状の急変時の早急な対応を目的に、口腔内外の組織に異常・炎症・病変がないか確認・記録し、治療経過を把握する
口腔外診査	後頭リンパ節・頸リンパ節・耳介前リンパ節・耳介後リンパ節・顎下リンパ節・オトガイリンパ節・鎖骨リンパ節、および眼窩周辺・鼻・頬・口腔周辺など	

そのため、アメリカでの"口腔がん発見率No.1"の職業は、なんとドクターではなく歯科衛生士！　この結果からも、治療前の患者さんの体調チェックや口腔内外の一通りの診査が、いかに大切かわかりますね。

私たち歯科衛生士は"口腔の専門家"ですが、私たちが守るべきなのは歯や口腔だけでなく、患者さんの尊い生命そのものであるということに自覚と責任を持ち、1人ひとりに真摯に向き合って誠意ある対応ができてこそ、"デキる歯科衛生士"といえるのではないでしょうか。

1. 目　的

口腔内診査・口腔外診査の一番の目的は、患者さんの健康状態や治療経過を把握することで、疾患・病変・その他の異常などを早期発見し、その進行を未然に防ぐことです。

普段、自分の目でじっくり見ることのない口腔内や耳のつけ根、首の後ろ側などに発生する病変（主に腫瘍）は、患者さんご自身ではなかなか気づきにくいもの。特に口腔がんは、その進行の早さとは裏腹に自覚症状が少なく、患者さんが自分で異変に気づく頃には、生命にかかわるほど重篤な病状になっていることも、少なくありません。口腔内診査・口腔外診査は、そんな事態を招かないための"デキる歯科衛生士としての貴重な挑戦"といえる、重大な使命なのです。

口腔内診査・口腔外診査は、既往歴（メディカルヒストリー）の問診後に行います。患者さんの来院の目的（疾患治療、メインテナンス、定期健診など）は十人十色ですが、来院のタイミングやペースにかかわらず毎回の診察時に口腔内外を一通り診査し、その都度の患者さんの健康状態や治療経過を、正確に記録しましょう。

2. 診査テクニック

口腔内診査・口腔外診査のテクニック

インスペイション (Inspation)	視診。口腔内外に異常・炎症・病変がないか、目で見て確認する。何らかの病変を発見した場合は、その発生場所・色・病変のサイズ・柔軟性などを診査して記録する
パルペイション (Palpation)	触診。口腔内外に異常・炎症・病変がないか、手で触れて確認する。何らかの病変を発見した場合は、その発生場所・色・病変のサイズ・柔軟性などを診査して記録する（図1～5）

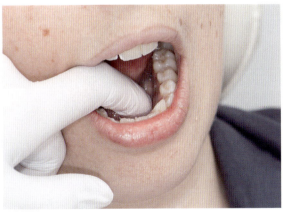

図1　**Digital Palpation**：1本の指で、口腔粘膜や骨隆起などの状態を診る

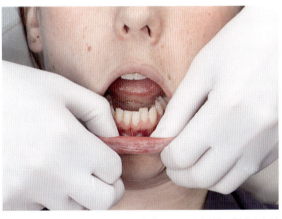

図2　**Bidigital Palpation**：親指と、それ以外の指を2本以上使って口唇を動かしたり、押したりする

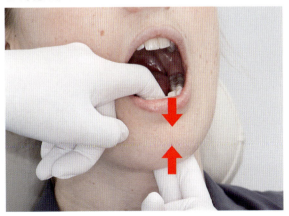

図3　**Bimanual Palpation**：両手の指で、同じ部位を反対方向から挟み込むように押す

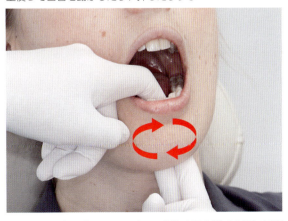

図4　**Circular Compression**：指先を円を描くように回転させる

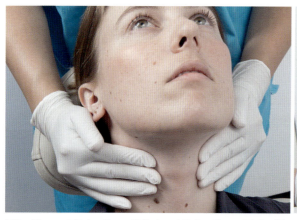
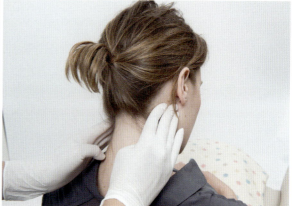

図5 Manual Palpation／Bilateral Palpation：両手の指で、両サイドのリンパ節を触診し、左右に違いがないか診査する

「炎症がないか？」「腫瘍がないか？」と、病変そのものを探し出そうとするのではなく、

- 健康な部位と比べて、何らかの違い・変化のある部位に気づく
- 何らかの発見があったら、必ず反対側の同じ部位と比較してみる

が、診査のポイントです。たとえば、右側の頬粘膜に発赤としこりを発見したら、左側ではどうなっているか（指圧したときの硬さが同じ程度／明らかに違う手応え、粘膜の赤味が同じ程度／明らかに違う色、など）比べながら、もう一度くまなく診査し、正確に記録することが大切です。

　何らかの疾患がある場合、わかりやすい例でいうと「赤くなっている」「触ると痛い」「かゆい」「血や膿が出る」などの症状が現れますが、全ての疾患がこのような"サイン"を出すとは限りません。ほんの小さな変化にも敏感に気づくために、まずは健康な皮膚・健康な口腔内とはどんな状態をいうのか、正しく認識している必要があります。

From Naoko To You

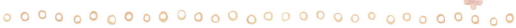

健康な口腔内／不健康な口腔内を知ろう！

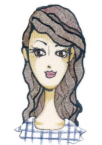

　身体からの小さな"サイン"を見逃さないためには、皮膚や口腔内の健康／不健康について正しく理解することが、はじめの一歩。写真を見るだけでも参考になるので、国内外のさまざまな文献に触れて、知識の引き出しを増やしましょう（推薦図書：OlgaA.C.Ibsen, Joan Andersen Phelan 著『Oral Pathology for the Dental Hygienist』）。

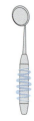
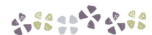

3. 口腔外診査

　私たちの身体には、たくさんのリンパ（本書では、リンパ節・リンパ液・リンパ管・リンパ球などの総称を「リンパ」とします）があり、通常、細菌やウイルスが体内に入り込んでリンパまで到達すると、腫脹・疼痛を伴う炎症が引き起こされます。たとえば風邪を引いたとき、咳が出てノドが腫れたり、高熱が出て関節が痛んだりした経験が、誰でも一度はあると思います。これらが、リンパで炎症が起きている"サイン"です。

　口腔外診査では、主に胸部・頸部・頭部・顔面のリンパを調べて、その後の治療・メインテナンスのヒントとすべく、疾患の有無や拡大（カリエスによる炎症の肥大や、がんの転移など）を診査します。

　診査の前に、チェアをアップライトポジションに設定し、ゴーグル・マスク・グローブを必ず着用しましょう。また口腔外診査後、続けて口腔内診査を行うときは、新しいグローブに交換することを忘れずに。

1）主な診査項目（図6）

　①後頭リンパ節、②耳介前リンパ節、③耳介後リンパ節、④頸リンパ節（a：前頸、b：後頸）、⑤顎下リンパ節、⑥オトガイリンパ節、⑦鎖骨リンパ節、および眼窩周辺・鼻・頰・口腔周辺を診査します。

　何らかの異常を感じたら、どの部位（どのリンパ節）がどんな状態なのか、できるだけ詳しくカルテに記録しましょう。特に腫瘍などを見つけた場合は、発生場所・サイズ・色・形状・硬さなどを、具体的に記録しておく必要があります。

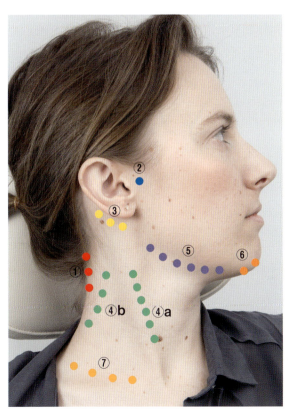

図6　①後頭リンパ節（Occipital）、②耳介前リンパ節（Pre Auricular）、③耳介後リンパ節（Post Auricular）、④頸リンパ節（a：前頸；Anterior Cervical、b：後頸；Posterior Cervical）、⑤顎下リンパ節（Submandibular）、⑥オトガイリンパ節（Submental）、⑦鎖骨リンパ節（Supra Clavicular）

"デキる歯科衛生士"による患者管理とは

2) 診査手順

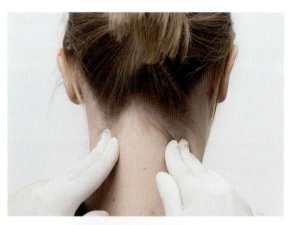

　髪の生え際にある、後頭リンパ節を触診します。基本的に、どのリンパ節も左右対称に存在するので、必ず両方とも触診し、左右差や何らかの異常がないか確認しましょう。両方を比較して、変化を知ることもポイントです。
　力加減に気をつけて、痛みを与えない程度に優しく圧しながら、円を描くように指先を動かします。

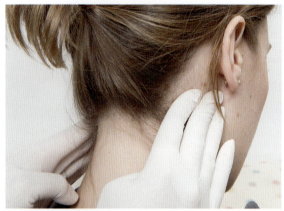

　両耳の後ろにある、耳介後リンパ節を触診します。力加減に気をつけて、痛みを与えない程度に優しく圧しましょう。

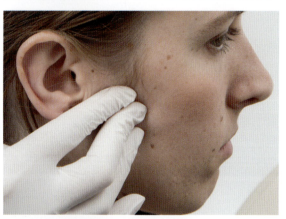

　両耳の前にある、耳介前リンパ節を触診します。力加減に気をつけて、痛みを与えない程度に優しく圧しましょう。

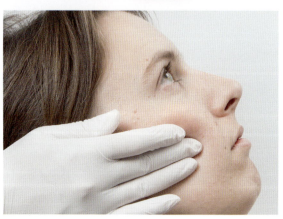

　咬筋・側頭筋を触診します。指の腹から手のひらにかけての広い範囲で、頬（耳の前）を軽く圧します。円を描くように指先を動かすと、しこりや腫脹などに気づきやすくなります。

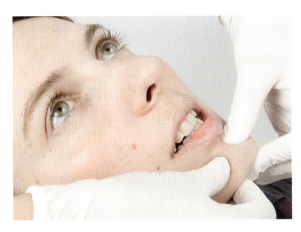

両手の指で顎を優しく掴み、オトガイリンパ節を触診します。下顎から押し上げるように、ゆっくり圧します。

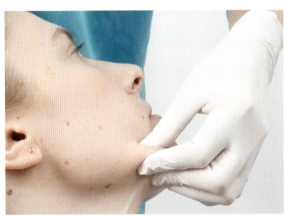

下顎骨の周辺を、全体的に調べます。顎下リンパ節は右側は左手、左側は右手で、それぞれ触診しましょう。

りんかく（下顎骨の縁）から、皮膚を揉み上げるように動かすと、リンパ節を見つけやすくなります。

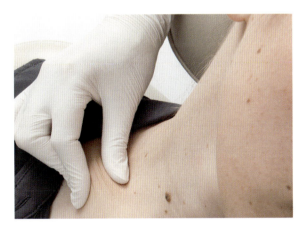

鎖骨リンパ節を触診します。力加減に気をつけて、痛みを与えない程度に優しく圧しましょう。

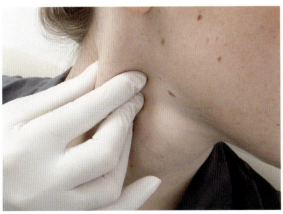

頸リンパ節（写真は前頸。耳の下から伸びる首筋）を触診します。患者さんには頭を左右どちらかに向け、顎を少し引いていただくと、診査しやすくなります。

このとき、胸鎖乳突筋も同時に触診しましょう。

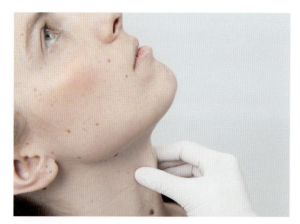

　喉頭を触診します。患者さんには顎を上げていただき、唾液を飲み込んでいただきましょう。そのときの喉頭の動きや感触から、喉頭のスムーズな働きを確認します。

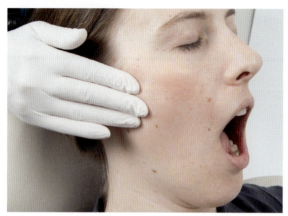

　顎関節を触診します。指の腹を両方の耳穴の手前に当て、患者さんには口を開閉したり、開口したまま下顎を前後左右に動かしたりしていただきます。このときの、顎関節の動きや感触から、顎関節のスムーズな働きを確認します※。

※顎関節症発見のためのポイント。顎関節を触診したとき、
　①「カクッ」「ゴリッ」などクリック音が鳴っていないか
　②顎が左右非対称に動いていないか
　③下顎頭が過度に動いていないか
　④顎を左右に動かしたとき、疼痛がないか
　などを確認しましょう。
　その他、筋肉肥大・顔面非対称・腫脹・疼痛などの症状も顎関節症に由来していることがあります。
　また、事前に患者さんの心身のストレス状況（社交場・職場でのトラブルや問題）、口腔習癖などについて、問診しておきましょう。

4．口腔内診査

　口腔内診査では、患者さんの歯、歯肉、舌、頬粘膜、口腔粘膜、軟・硬口蓋を調べます。口腔内は、腫瘍の好発部位（発生しやすい部位）がある程度まで絞られるので、ほんの数分で手早く診査できます。そのため、歯科治療がはじまる前に早くも患者さんが疲れてしまうといった心配は、ほとんどありません。
　口腔外診査後に口腔内診査に移る場合、忘れずに新しいグローブに交換しましょう。
　口腔内診査では、診査項目のほとんどが直視できない・しにくい部位（上顎臼歯部口蓋側や軟口蓋・硬口蓋など）なので、基本的にミラーを使って診査することになります。常に、左右どちらかの手（利き手ではないほう）に、ミラーをスタンバイさせておきましょう。

1）主な診査項目（図7）

　患者さんの正面にポジションをとり、①口唇、②頬粘膜、③歯茎、④歯槽粘膜、⑤軟口蓋、⑥硬口蓋、⑦口腔咽頭、⑧舌、⑨舌下、などを診査します。
　何らかの異常を感じたら、どの部位がどんな状態なのか、できるだけ詳しくカルテ

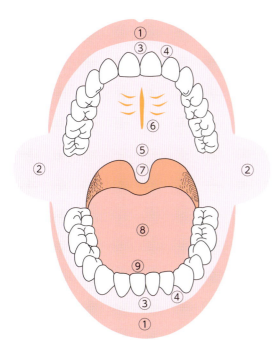

図7　①口唇、②頰粘膜、③歯肉、④歯槽粘膜、⑤軟口蓋、⑥硬口蓋、⑦口腔咽頭、⑧舌、⑨舌下

に記録しましょう。

　腫瘍（または疑わしい病変や異常）を見つけた場合は、発生場所・サイズ・色・形状・硬さなどを、具体的に記録しておく必要があります。特にサイズは、プローブで縦横幅（mm）を測定し、正確な数値を出しておきましょう。後日、再び口腔内診査を行うとき、前回・今回の測定値を比較することで腫瘍の変化や拡大が明確になり、その後、バイオプシーテスト（Biopsy test；生体組織検査）を行うべきかどうかの判断材料になります（単純な口内炎などは、1～2週間ほどあれば治癒します）。

2）診査手順

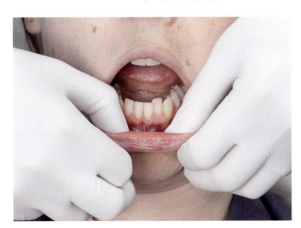

　口唇を両手の親指と人差し指で優しく圧し、乾燥によるひび割れやヘルペス症状などがないか、視診・触診します。

　下唇は外側にめくるように引き下げ、上唇はひっくり返すように持ち上げて、粘膜面もくまなく調べましょう。

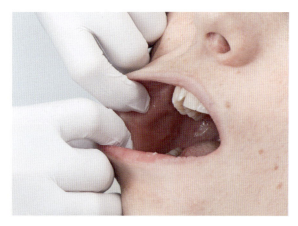

奥まで見えるように、両手の親指と人差し指で頬を引き上げて、内側の粘膜を視診・触診します。頬粘膜に白線（Linea alba）やフォーダイス顆粒（Fordyce's granules）などを見つけた場合は、その状態を正確に記録しましょう。

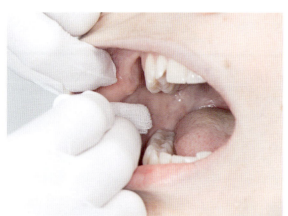

＃5付近にある、唾液腺（Stenson's duct）を触診します。
　乾いたガーゼを使って唾液腺を刺激し、分泌される唾液の量や質（ネバネバ・サラサラ）を調べましょう。

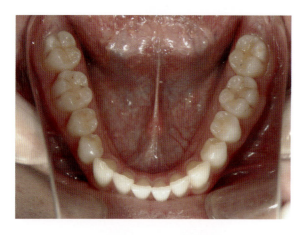

過剰形成された骨がないか、Digital compressionで触診します。下顎隆起（Torus mandiblaris）の形状や大きさには、個人差があることを忘れずに。
　このとき、遊離歯肉や付着歯肉の健康状態も、同時に確認しましょう。

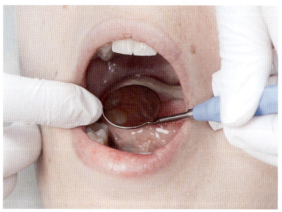

軟口蓋（Soft palate）、硬口蓋（Hard palate）の骨の形状を視診・触診します。直視しにくい部位なので、ミラーを使った視診となります。上顎口蓋骨隆起（Palatine torus）の大きさや形状も、カルテに記録します。
　口蓋部は嘔吐反射を起こしやすい部位なので、あまり奥まで触れないように注意し、デリケートな患者さんには声掛けしながら、少しずつ触診するようにしましょう。

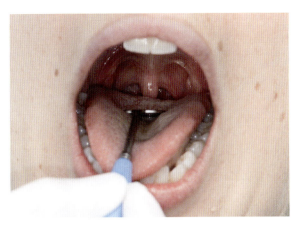

口腔咽頭（Oropharynx）を視診します。ミラーを使って舌を軽く押さえ、患者さんには「アー（Ah）」と発音していただきましょう。

このとき、扁桃腺（Tonsils）、口蓋垂（Uvula）、軟口蓋などに炎症などが見られないか、同時に確認しましょう。

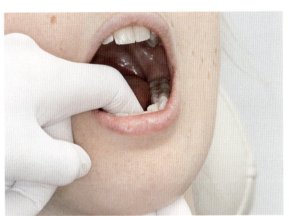

舌下を視診・触診します。舌下を視診するときは、患者さんには舌を口蓋につけるよう、持ち上げていただきましょう。

触診では、口腔底（Bimanual palpate）に片方の人差し指を差し込み、もう片方の手で顎の下から同じ部位を挟むように、触診します（Bimanual Palpation）。

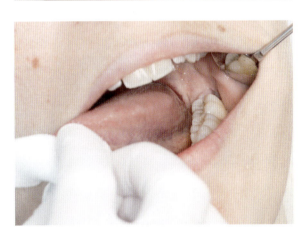

舌を視診・触診します。Bidigital compressionで、舌を全体的に触診しましょう。

続いて、ガーゼで舌を優しく掴み、引き伸ばすようにして舌の側面と舌根を視診します。舌をどちらか片側に寄せ、ミラーを使って臼歯部と接触する箇所を調べます。

反対側も、同様に行いましょう。

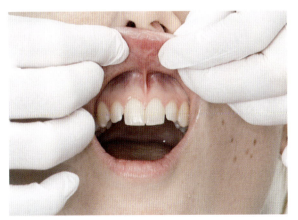

上唇をめくるように持ち上げて、小帯を視診します。

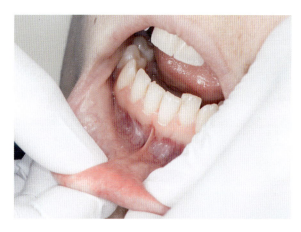

下唇を外側にめくるように引き下げ、小帯を視診します。

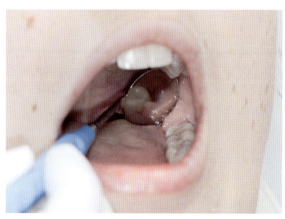

最後臼歯部の最も後方にある、三角部分（レトロモラーパッド；Retromolar Pads）を、ミラーを使って視診します。

図8は、口腔内診査・口腔外診査の問診票の一例です。ぜひ、皆さんのクリニックでも活用してみてください。

※コピーしてそのままお使いいただけます。

口腔内診査・口腔外診査問診票	担当歯科衛生士：	
患者氏名（　　　　　　　　　　　　　）	問診日：　　年　　月	カルテ＃
	日	

※病変・異常だけでなく、診査内容は全て記録しましょう。

○**口腔外診査**
- □　皮　膚
- □　眼　球
- □　各リンパ
- □　頸動脈
- □　頸静脈
- □　唾液腺
- □　顎
- □　甲状腺
- □　その他

○**口腔内診査**
- □　口　唇
- □　口唇粘膜
- □　頬粘膜
- □　歯　肉
- □　舌
- □　軟口蓋
- □　硬口蓋
- □　舌　下
- □　咽　頭
- □　その他

○**筋・骨格**
- □　顎関節音
- □　触診時の咀嚼筋の疼痛（右・左）
- □　頸筋の疼痛（右・左）
- □　顎関節の疼痛（右・左）

○**診　査**

□　浮　腫	□白板症	□腫　瘍	□酸化症	□結　節
□　潰　瘍	□紅板症	□色素系病変	□口腔乾燥症	□舌痛症
□　唾液腺肥大	□歯肉増殖	□その他（　　　　　　　　　　　）		

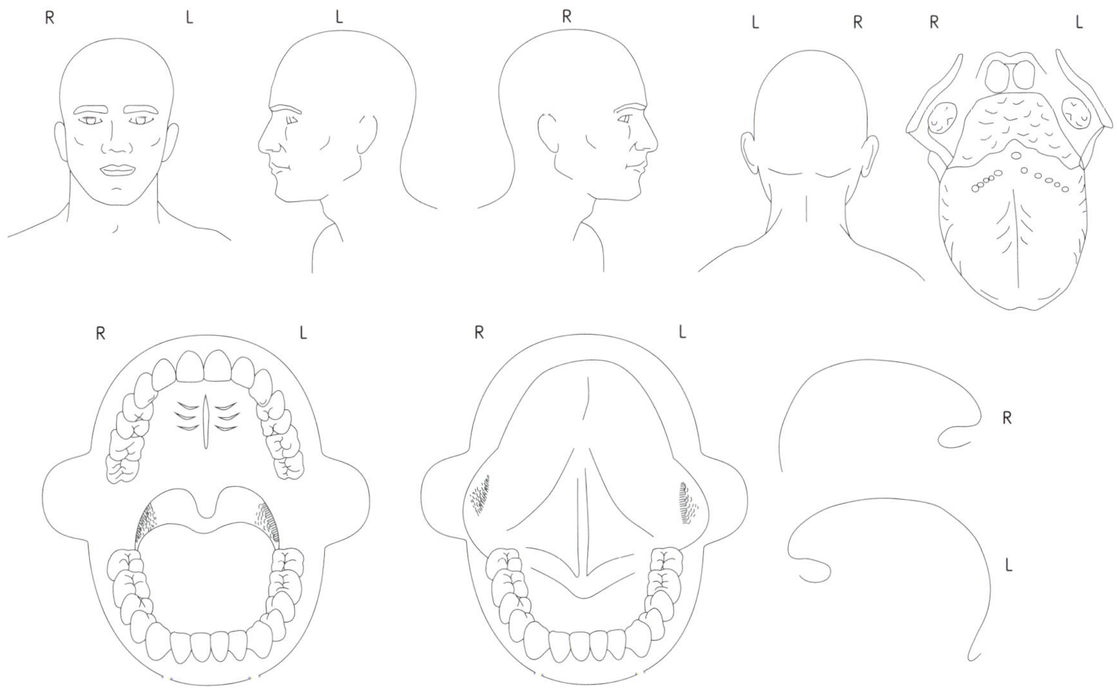

図8　口腔内診査・口腔外診査の問診票一例

〝デキる歯科衛生士〟による患者管理とは

②　X線写真の読影

　X線写真は、臨床に欠かせない大切な情報源。日本では歯科衛生士によるX線写真の撮影は法的に許可されていませんが（アメリカでは、歯科衛生士もX線写真を撮影できます）、撮影の基礎知識やX線写真の読影法を学ぶことは、私たちにとっても大きなプラス要素です。

　もしも、X線写真を見た患者さんに「この写真では、私の口はどんなことになっているの？」と聞かれたら、あなたはしっかり答えられますか？　患者さんに正確に説明して安心・安全に治療を受けていただくため、また自分自身の視野と可能性を広げるためにも、X線写真の読影力は歯科衛生士の必須スキルといえます。

1.　読影のポイント

　X線写真では基本的に、硬度が高いもの（骨、金属など）ほど白く写り、硬度が低いもの（膿、脂肪など）は黒っぽく写ります。X線写真を見たとき、カリエス・歯石・水平的骨吸収・垂直的骨吸収・根分岐部・歯根膜腔拡大・根の吸収・余剰根・骨隆起部・喪失歯・過剰歯・破折歯・埋伏歯・根管治療・インプラント（および、インプラント周囲粘膜炎や周囲炎などの病変）・異物・根尖のX線透過像／不透過像・その他のX線写真透過像／不透過像、などを正しく正しく判断し、治療・メインテナンスのための重要なヒントをどれだけ見つけられるかが、ポイントです。

　図9は、歯科衛生士が診るX線写真の診査記録票の一例です。ぜひ、皆さんのクリニックでも読影の訓練を始めて、活用してみてください。

※コピーしてそのままお使いいただけます。

Ｘ線写真診査記録票　　　　　　　　　　　担当歯科衛生士：

患者氏名（　　　　　　　　　　　　　　　　　）　撮影日：　　　　　　　　　　カルテ＃

　　　　　　　　　　　　　　　　　　　　　　　　　　年　　月　　日

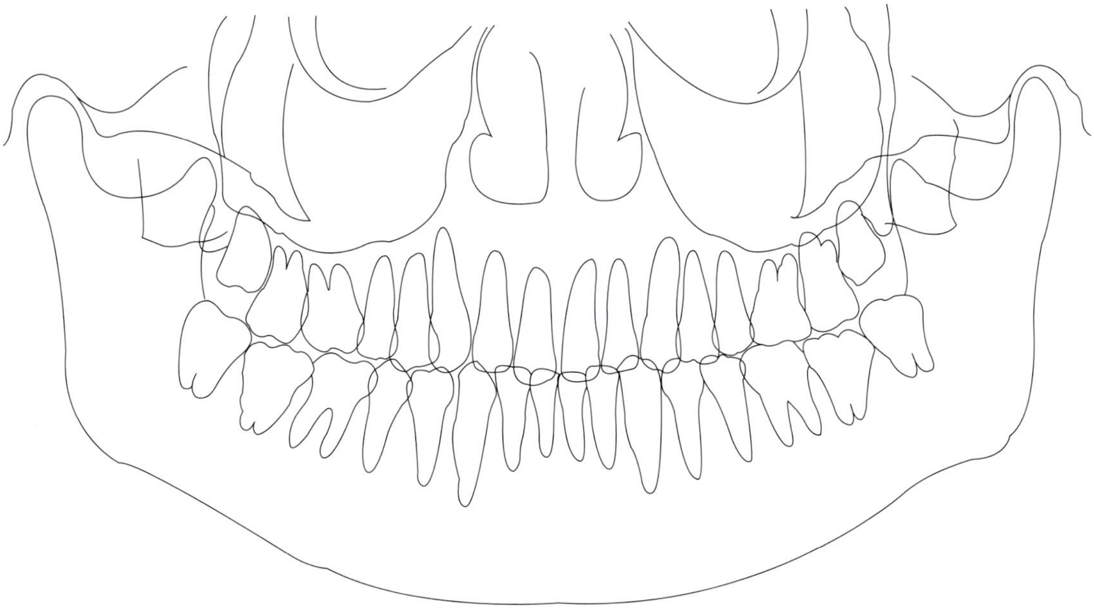

①カリエス：	⑪過剰歯：
②歯　石：	⑫破折歯：
③水平的骨吸収：	⑬埋伏歯：
④垂直的骨吸収：	⑭根管治療：
⑤根分岐部：	⑮インプラント：
⑥歯根膜腔拡大：	⑯異　物：
⑦根の吸収：	⑰根尖のＸ線透過像：
⑧余剰根：	⑱根尖のＸ線不透過像：
⑨骨隆起部：	⑲その他のＸ線透過像：
⑩喪失歯：	⑳その他のＸ線不透過像：

図9　Ｘ線写真診査記録票の一例。部位（歯の番号と遠心／近心などの位置）と、必要と思う情報を記入しましょう。

〝デキる歯科衛生士〟による患者管理とは

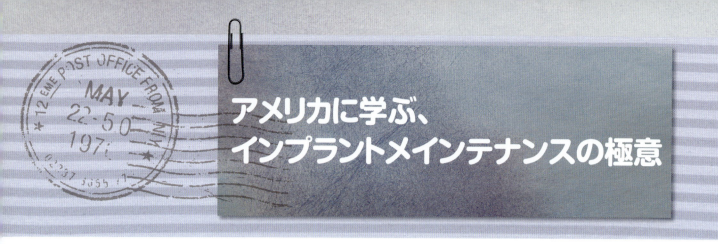

アメリカに学ぶ、インプラントメインテナンスの極意

　長年、アメリカの臨床現場を見てきた私からすると、今の日本歯科界は、海外からのさまざまな技術論や最新事情を鵜呑みにしすぎた結果、情報処理が追いつかなくなり、診療方針そのものがブレてきているように感じられます…。中でも、歯科衛生士の迷い・悩みのタネとなっているのが「インプラントメインテナンスに、エアフローを使うべきか？」というテーマです。

　エアフローは、特にステイン除去・バイオフィルム除去において活躍してくれるインスツルメント。スケーラーや研磨ペーストに比べ、歯面を傷つけるリスクが低いとはいうものの、エアフローで施術した歯を顕微鏡でのぞいてみると…？　小さな傷が無数にあるのが見えるはずです。もちろん、肉眼ではわからないくらい小さな傷も多いので、天然歯ならポリッシングをすれば大きな不安因子にはなりませんが、炎症に対する免疫が天然歯と比べてとても弱いインプラントとなると、話は別！　ほんの小さな傷であっても細菌たちの絶好のすみかとなり、炎症を引き起こす原因になりかねません。この"エアフロー問題"について、アメリカとスウェーデンでは、それぞれ次のように考えられています。

インプラントメインテナンスに、エアフローを使う？

国 名	考え方	エアフローの使用は？
アメリカ	アメリカ式＝メインテナンスでは、インプラントをできるだけ傷つけたくない！	ペリオパウダー以外は、基本的に使用NG！
スウェーデン	スカンジナビア式＝たとえインプラントに細かい傷がついても、確実に今ある炎症因子を除去するほうを優先！	使用OK！

　インプラント治療そのものに対する日本歯科界の考え方は、比較的、アメリカ式に近いにもかかわらず、メインテナンスに関してのみスカンジナビア式にならって、エアフローを使っているケースが少なくありません。

　このように、まったく考え方の異なるアメリカ式とスカンジナビア式の板ばさみとなった大勢の歯科衛生士たちが"エアフロー問題"に迷い・悩みながら、インプラントメインテナンスに臨んでいるのが、日本歯科界の現状といえます。歯科先進国２カ国の"いいところ取り"したつもりが、これでは結果的に矛盾になっていることに気づきませんか…？

　私たちが、歯科医療従事者としてまず心得ておくべきなのは、情報に振り回されすぎないこと！　このような混乱に陥らないよう、

- クリニックの診療方針（アメリカ式とスカンジナビア式の、どちらに近いか）
- 医療スタッフ全員の考え方が、統一されているか

をもう一度確認し、個々人が「チーム医療」の自覚を持って、インプラント治療とそのメインテナンスに臨む必要があります。

From Naoko To You

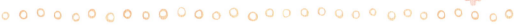

インプラント治療の、数々の功績の裏側に

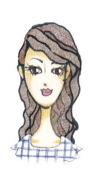

　2005年頃から、日本でも急速に人気の高まってきたインプラント治療。TVや新聞・雑誌、Webなどで取り上げられることも多く、いつしか、ドクターに勧められなくとも自らインプラント治療を希望される患者さんが、増えるようになりました。私も、インプラント治療を"特別な治療"とは考えておらず、あくまで患者さんにとっての選択肢の1つとして、携わってきました。そして現在、かつて埋入したインプラントが今になってトラブルを引き起こし、治療を余儀なくされた患者さんが、数えきれないほどいらっしゃいます。

　国内外の学会誌・専門誌では「インプラント治療の成功例」と称される症例が、たくさん紹介されています。しかしその陰で、インプラントに起因する合併症や併発症も同じくらい存在していることを、私たちは臨床を通して実感しているはずです。

　今日、さまざまなインプラントトラブルにどう対処すべきかが、私たち歯科衛生士に課せられた大きな課題といえます。

① インプラント治療を成功させる、2大キーワード

1. 術前診査

口腔内環境が良好であることが、インプラント治療成功の第一条件！　埋入前に

- 位相差顕微鏡によるペリオ検査
- 唾液検査
- X線写真診査（歯槽骨の形状・密度など）
- 喫　煙

- プラークコントロール
- 歯周病既往歴
- 全身疾患

などの診査を必ず行い、インプラント埋入に耐えられる口腔内環境か、スクリーニングします。診査結果がよくない場合はSRPや投薬治療を先行し、口腔内環境が改善されたことを必ず確認してから、埋入手術に入ります。

　特に、歯周病治療を終えてすぐの患者さんは、①歯科衛生士によるプロケア（口腔内環境の改善）、②患者さんご自身によるセルフケア（プラークコントロール、口腔

内環境の維持）に取り組み、良好な口腔内環境を維持できていることが、埋入手術に向けた必須条件です。

2. 患者指導

インプラント治療は「術後のトラブルが多い」「長期的な成功例をあまり見ない」というマイナスイメージをお持ちの人もいるかも知れませんが、

- 術前後のケアと、定期的なメインテナンス＝歯科衛生士によるプロケア
- プラークコントロール＝患者さんご自身によるセルフケア

のバランスを良好に保ち、しっかりメインテナンスを行っていれば、インプラント治療もよい選択肢の1つです。

ただ、ここで大切なのがこの両者のバランス。どちらか一方に比重がかたよっていては、NGです。このことを、患者さんにも理解・自覚していただく必要があります。いくら私たち歯科衛生士が徹底してメインテナンスを行っていても、患者さんがセルフケアの大切さを理解していなければ、インプラント治療の成功は望めません。セルフケアが不十分だと、それだけで「高リスク患者」といえます。

わかりやすく丁寧に指導することで、インプラント治療とメインテナンスに対する患者さんの理解力を高めることが、セルフケアへのモチベーションアップや、自発的な定期来院の動機づけになります。

特に、プロケアに頼りがちな患者さんには、セルフケアの重要性を理解して「自分の口腔内は自分で守る」という意識を持っていただけるまで、患者指導を丁寧に行う必要があります。また、中には"埋入手術終了＝インプラント治療終了"だと思っている患者さんもいらっしゃるので、そういった方にも十分な説明が必要です。

アメリカでは、術前に"治療後も定期的にメインテナンスに通う約束"を書面で交わすクリニックも多数あるほど、患者指導・患者教育が徹底されていました。実際に私が担当した症例でも、プロケアとセルフケアがバランスよく両立し、良好な口腔内環境を維持できている患者さんであれば、術後の大きなトラブルは、ほとんど起こりませんでした。

インプラント埋入後の、2大トラブル

1. インプラント周囲粘膜炎（Peri-implant Mucositis）

周囲組織の破壊は起こっておらず、治癒が可能な、天然歯でいう歯肉炎とほぼ同じです。口腔内で歯周病原細菌が増え、インプラント周囲の歯肉に発赤・腫脹・BOPなどが見られる状態です。ほとんどのケースは、患者さんのセルフケア不足（プラークコントロールの不良）や補綴不良などにより増殖した細菌性由来の炎症が原因といえますが、セメントの取り残しによっても同様の症状が見られることから、今では

「Peri-implant Cementitis」という言葉もあります。

　通常、自覚症状（疼痛・違和感）がほとんど出ないため、患者さんご自身では病変に気づくきっかけがなかなかありません。炎症はインプラント周囲歯肉だけに限局しているので（インプラント周囲組織の破壊・歯槽骨の吸収までは進んでいません）、この段階のうちに発見・処置すれば、口腔内環境の改善はまだ間に合います。

　メインテナンス期間中にインプラント周囲粘膜炎が起きた場合、プロケアとセルフケアのバランスを見直して、メインテナンスプランを立て直すことが必要です。

2. インプラント周囲炎（Peri-implantitis）

　周囲組織の破壊が始まり、現段階では治癒がなかなか難しい、天然歯でいう歯周炎とほぼ同じです。インプラント周囲粘膜炎が進行し、フィクスチャーを支える歯槽骨やインプラント周囲組織の、破壊・吸収がはじまってしまった状態です。病変がここまで進行した場合、もう歯科衛生士のメインテナンスだけでは炎症を食い止めることはできません。ドクターによる治療への移行が必須です。

　この場合、非外科的治療（機械的清掃・殺菌療法・抗菌療法など）と、外科的療法（切除療法・再生療法など）の、さまざまな治療法があります。

　メインテナンスにおける歯科衛生士の重大な使命は、

・インプラント周囲に、炎症を起こさせない
・炎症が起きても、インプラント周囲粘膜炎の段階で早期発見・早期処置を行う
　　　　　　　　　　　　　　　＝インプラント周囲炎に発展させない

の、2つ。歯肉の炎症や口腔内の異常に敏感に気づくために、良好な口腔内環境・キレイな歯肉とはどんな状態をいうのか、正しく認識していることが大切です。

診療フローチャートの作成・共有

　私が勤務していたアメリカのクリニックでは、

・術前診査→埋入手術→術後のケア→メインテナンスにいたるまでの、診療フローチャートをクリニック全体で作成・共有する
・ドクターと歯科衛生士、それぞれの担当業務を分担する
・ドクターは治療者として、歯科衛生士はメインテナンス担当者として、それぞれ何を聴き（問診内容）・どこを診るのか（診査項目）、クリニック全体で統一・共有する

というルールのもと、インプラント治療に臨んでいました。

　図1は、私が勤務していたクリニックで実際に採用されていた、インプラント治療の診療フローチャートです。

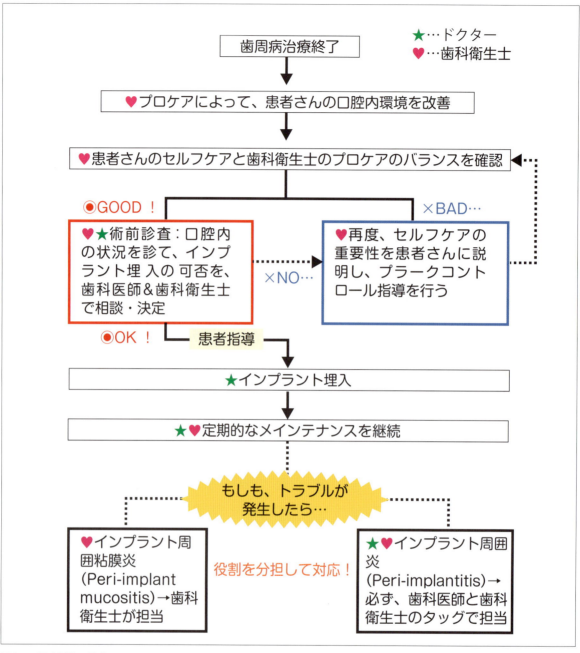

図1　口腔内環境の改善～メインテナンスにいたるまでの、インプラント治療の診療フロー（あくまで、私の勤務していたクリニックの診療方針に基づいた一例であり、アメリカの全てのクリニックで同じフローが共有されているわけではありません）

　このチャートの通りに治療・メインテナンスが進んでいくので、全ての医療スタッフが、施術ステップに迷うことなく自分の担当業務を行え、もちろんクリニックの診療方針もしっかり共有できていたので、先述の"エアフロー問題"なんて、起きたこともありません！

　問診内容・診査項目が決まっているのも、大きなメリット。たとえばメインテナンス時、どこをどう診たらよいかわからず、医療スタッフによって異なる診査をしていたり院内統一がしっかりされていないと、患者さんを不安にさせたり、診療が長引いて患者さんを疲れさせたりする心配があります。

4 メインテナンス時の問診内容・診査項目

1) 自覚症状の有無
　食事時の疼痛・違和感の有無、インプラント埋入部分に頬の上から触れたときの感触など、日常生活における症状について詳しく聴きます。カルテには「顔を洗ったとき、手で○○を押さえると、突っ張る感じがする」というように、感覚に関する表現を患者さんの言葉のままに施術者の主観を入れずに書き込むと、不調レベルを判定するヒントとなります。

2) インプラント周囲歯肉の状態
　インプラント周囲歯肉に、腫脹・炎症・出血・排膿などが起きていないか診査します。また、歯肉の血色（キレイなピンク色か赤黒く沈んだ色か、など）から、血流状態を診査しましょう。

3) フィクスチャーの動揺度
　もしも、フィクスチャーの動揺を感じたら、①アバットメントスクリュー、②補綴自体の緩み、③インプラント周囲組織や歯槽骨の破壊・吸収、のどれが起因しているのか診査します。

4) プロービング時の出血・排膿の有無、炎症の評価
　インプラント周囲歯肉をプローブで診査し、出血や排膿がないか確認します。もし、いずれかが見られた場合は、症状の程度から炎症を評価します。

5) X線写真診査
　X線写真を見て、骨レベルを以前に撮影したX線写真と比較します。

6) 残存歯の評価
　インプラントの対合歯や隣接歯を診査し、呈出・捻転・磨耗などが起きていないか確認します。どんなに些細なものであっても、口腔内で起きている変化を見逃さず、記録に残すことが大切です。

7) 歯石・プラークなど付着物の確認
　インプラントと天然歯の歯石・プラークの付着状況から、患者さんのセルフケア能力を判定します。インプラントと天然歯のどちらかだけしっかり磨けているケースは、あまり見られません。

8) その他の不安因子
　インプラント周囲の炎症を悪化させる原因と考えられる、口腔衛生状態や歯周病の既往歴、全身疾患の有無、その他のソーシャルファクターまで把握します。

From Naoko To You

インプラントメインテナンスに、プローブは使う？

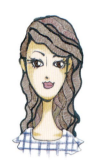

あなたの勤めるクリニックでは、インプラントメインテナンスの際のプローブの使用はOKですか？ 質問の回答がYesでもNoでも、"なぜそうしているのか"という理由（クリニックの診療方針）をハッキリ答えられるかが、重要です。「先生や先輩スタッフに、そういわれたから…」と、根拠を理解できていないままではNGです！

私の場合、通常のプローブとインプラント専用のプローブを、目的に応じて使い分けるようにしています。インプラント周囲組織の炎症や、歯肉の腫脹・出血・排膿の有無を診たいときはインプラント専用のプローブを、インプラント隣接歯や対合歯の診査、X線写真で骨吸収が疑われた部位の骨レベル診査には通常のプローブを、それぞれ選択しています。

ポケット計測では、天然歯とインプラントの環境の違いに気をつけましょう。天然歯ではポケット値2mm以下＝健康とされていますが、インプラントでは、ポケット値が2mm以下でも健康とは言い切れないケースがあります。計測値がオペ後と比べて深い場合、次回メインテナンス時も忘れずに同じ部位を診査できるよう、しっかり記録しておくことをオススメします。

5 メインテナンスメニュー

1. 口腔内環境が良好な場合

インプラント周囲組織に炎症や異常が見られなければ、口腔内で「良好な環境を維持できている」といってよいでしょう。その状態を今後も保ち続けられるよう、メインテナンスを継続しましょう。

口腔ケアグッズ（図2～6）は、患者さんがご自宅で使われているものと同じものをプロケアでも使用することで、より効果的な使い方や正しい清掃法を、具体的に患者さんに説明できます。

なお私は、連結部の清掃にはフロスレッダー（図5）の使用をオススメし、またセルフケアでもウォーターピック（クロルヘキシジンなどの薬液添加）を使っていただくよう、指導しています。

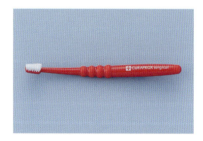

図2 歯ブラシ（ソフトまたはウルトラソフト）

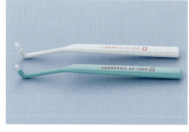

図3 タフトブラシ（ポイントタイプのものを長め・短め2種類用意し、患者さんによって使い分ける）

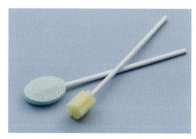

図4 舌ブラシ（粘膜ブラシ）

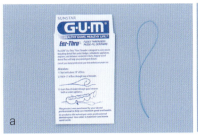 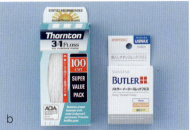 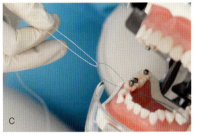

図5 デンタルフロス。a：GUM Floss Threaders®、b：スーパーフロス、c：使用法（連結部の下、ポンティックの下をくぐらせる）

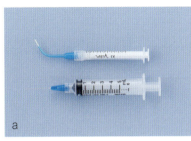 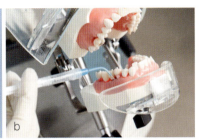

図6 シリンジ。a：ポケット内イリゲーション用シリンジ各種、b：使用法

From Naoko To You

セルフケアの効果を実感できれば、患者さんのモチベーションもアップ！

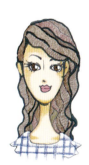

　セルフケアの重要性が正しく伝わっていないと「結局、プロにケアしてもらっているから、お口の健康が守られているんだ」と、つい歯科衛生士に頼ってしまい、セルフケアがだんだんおろそかになってくる患者さんも、中にはいらっしゃるかも知れません。

　でも、口腔内はプロケアとセルフケアがバランスよく両立してこそ、良好な環境を維持できるもの。どちらが欠けてもかたよってもいけません。このことを、患者さんが理解・納得できるまで丁寧に説明し「自分のお口の健康を、プロと一緒に自分の力でも守ろう！」という意識を、芽生えさせる必要があります。

　またセルフケアで使う口腔ケアグッズには、使いやすいもの・結果が出やすいものをオススメしてみましょう。患者さんご自身でその効果を実感することで、セルフケアに対するモチベーションも次第に上がってくることでしょう。

　インプラントメインテナンスは、根気よく長期的に継続していくものです。良好な口腔内環境を、患者さん・歯科衛生士で協力し合いながら維持・管理できるよう、指導と観察を続けましょう。

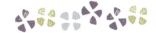 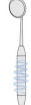

2. インプラント周囲粘膜炎が起きている場合

インプラント周囲組織に炎症や何らかの異常を発見した場合（周囲組織の破壊が始まっていない、インプラント周囲粘膜炎の状態）は歯科衛生士のプロケアで対応し、症状の改善と周囲組織の回復を図ります。図7のフローチャートは、プロケアの施術ステップの一例です。

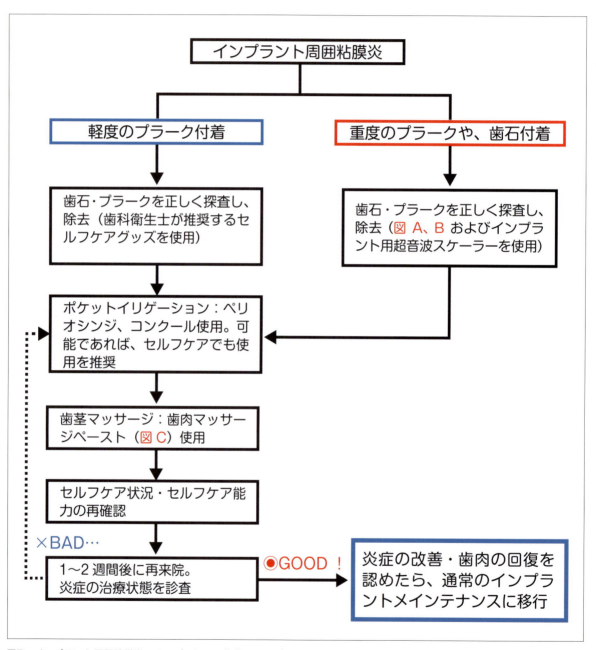

図7　インプラント周囲粘膜炎への、プロケアの施術ステップ

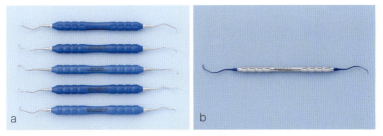

図A　a：インプラント用キュレット（Kohler®）、b：インプラント用チタン製探針（Kohler®）

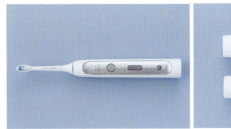

図B　音波歯ブラシ

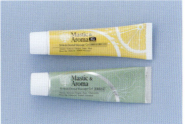

図C　歯肉マッサージペースト

　どんなにセルフケア能力の高い患者さんであっても、天然歯とインプラントの周囲組織の違いを考えれば、メインテナンス期間は4カ月以上は空けないのが鉄則です。
　また、インプラント周囲炎にまで炎症の進行が見られた場合は、すみやかにドクターによる治療に移行する必要があります。
　その場合、バクテリアのコントロールから、微生物学などの知識に長けたインプラントスペシャリスト（歯周病医・口腔外科医）によって行われます。
　まず、

- 外科的治療
- レーザー治療やブルーメチレンなど、特別な方法でのインプラント周囲組織へのアプローチ
- 消毒液によるポケットの洗浄
- ポケットへの直接的な抗生物質の注入

などが行われます。このような場合、私は歯科衛生士としてプロケアを行った後、貼薬としてペリオチップ®（テトラサイクリン）、アレスティン®（ミノサイクリン、図8）、アトリドックス®（ドキシサイクリン）など、また服用薬としてペリオスタット®（ドキシサイクリン）をそれぞれ使用しながら、ドクターとタッグを組んで、炎症を進行させない工夫をしていました。
　抗生物質は1種類を使い続けるときよりも、クールごとに分けてほかの抗生物質を使うと、より効果を高められました。あくまでも進行を食い止め、ホームケアとセルフケアのバランスを改善するための"執行猶予期間"という認識で、抗生物質を使用してきました。
　また患者さんに対して、必ず定期来院していただくよう、重ねて説明し、定期的に

オーラルチェックアップを行って口腔内の環境を管理します。あくまでもチェックなので、不要な場合はPTCは行わなくてよいときもあります。

また、インプラントスペシャリストとのフォローアップアポイントを、必ず同時に行う義務があります。

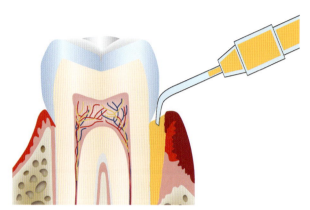

図8　アレスティン®（ミノサイクリン）。深く炎症のある歯周ポケットに対し、ミノサイクリンの細かいパウダーをエアーで吹きつける。最長で27日ほどは歯周ポケット内に停滞する効果が高い

今回はビギナー編ということもあり、ここでは今から始められる基礎的なインプラントメインテナンスの内容を、ご紹介させていただきました。

今は、インプラント診療を行ってないクリニックにも、インプラントが埋入されている患者さんが来院される時代です。歯科衛生士として、まずはインプラントに対する基本的な知識とメインテナンス技術を習得するところから、スタートしてみてはいかがでしょうか。

近い将来、さらに深く掘り下げた内容を皆さんにお伝えできる日を、楽しみにしております。

おわりに

　最後までお読みいただき、ありがとうございます。

　本書では、私のアメリカでの 10 年間におよぶ臨床経験の中から、「日本の歯科界で・初心者からベテランまで全ての歯科衛生士が・今日からはじめられる」をコンセプトに、基礎知識からアドバンススキルまでを、解説しました。本書でご紹介した内容が、少しでも皆さんのスキルアップに貢献できれば、幸いです。

　歯科衛生士という職業において SRP は、私たち自身の評価にもつながる大きなファクターといえます。

　施術効果・患者満足度がともに高い SRP を行うには、一定レベル以上の知識と技術が必要ですが、これらのスキルは、ただ漠然と「上手くなりたいなぁ…」と思っているだけで身につくほど、単純なものではありません。

　でも、一朝一夕には実現できないからこそ、努力の末にスキルアップを実感できたときの喜びが大きく、患者さんからの「ありがとう」「また次も、お願いね」の一言が、モチベーションアップにつながるのではないでしょうか。また歯科衛生士という職業のやりがいや面白さも、こういった中にこそ、たくさん見出せるのではないかと私は思っています。

　まだ臨床での業務に不慣れな新人のうちは、なかなか思うようにいかないこともあるでしょう。でも、新人のうちから全てにおいて優秀な人なんて、いるでしょうか？　もしもあなたが今、悩みや不安を抱えていたとしても、きっと先輩スタッフだって、かつては同じような苦悩があったはずです。

　まずは、今の自分の実力を知ること。実力をわきまえずにがむしゃらに頑張るだけでは、空回りしてしまうでしょう。そして、今の自分のレベルを認めて"今、この瞬間"をスタートラインに、課題をクリアするための「はじめの一歩」を踏み出す勇気が、最も大切です。

　この勇気があるなら、あなたはきっと、より魅力的な歯科衛生士になれるでしょう。私は自分の経験からも、そう断言できます。こういった勇気や仕事に対する心持ち、そして歯科衛生士として前進し続けようとする姿勢は、初心者・ベテラン問わず、いち歯科衛生士として忘れてはいけないと思うのです。

　医療スタッフ仲間と一緒に実習したり、国内外のさまざまな文献を読んだりする以外にも、セミナーや講習会に積極的に参加することで、人との出逢いからもさまざまな情報・知識を吸収することが、未来のあなたを大きく変えることでしょう。

　英語では、歯科医療従事者として働くことを「Practice（訓練する）」といいますが、私はこの表現がとても好きです。この言葉の通り、自分の現状やポジションに甘んじることなく、常に"もう一歩先・もう 1 ランク上"を目指して「訓練」し続ける気持ちを、これからも持ち続けたいものです。

H·M's collection

藤森　直子

http://www.m-dental.com/

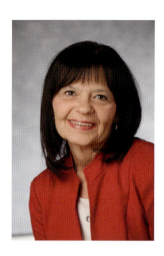

Winnie Furnari, RDH, MS, FAADH

Winnie Furnari, RDH, MS, FAADH, is an active educator, leader, clinician and forensic dental hygienist. She is a Past President of the New Jersey Dental Hygienists' Association and the Dental Hygienists' Association of the State of New York. She is a fellow in the American Academy of Dental Hygiene and has been published in national and international journals.

She is an Associate Professor and Assistant Clinical Director at New York University College of Dentistry and teaches a Forensic Dentistry/Bioterrorism Preparedness course for dental hygienists in the Baccalaureate program. She has earned national and international recognition for her work in dental hygiene and forensic dentistry. Her courses are developed from her experience as a forensic dental hygienist with the New York State Society of Forensic Dentistry, as a member of the New York City Chief Medical Examiner's Dental Identification Team and her studies in Biosecurity/Disaster Preparedness.

ウィニー・フェナーリ

ニューヨーク大学歯学部准教授。

ニューヨーク州・ニュージャージー州アメリカ歯科衛生士会会長の経験を経て、多くの米国内外で歯科関係書を執筆。ニューヨーク大学では臨床での指導および、死体解剖学も教えている（ニューヨークでの2001年9・11の際に活躍された）。

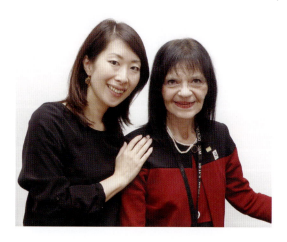

藤森　直子（ふじもり なおこ）

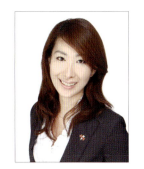

獨協大学外国語学部を卒業後、外資系企業に就職。営業を担当し、初年度、年間営業成績 No.1 となり社長賞をもらう。社長賞でアメリカ・ラスベガスに行くチャンスの中で「手に職を持ちたい」と思うようになり、日本で歯科衛生士のライセンスを取得。取得をゴールにしたくないと思い、渡米。

アメリカの歯科医院に就職。ニューヨーク大学歯学部歯科衛生士科卒業後、ニューヨーク州・ニュージャージー州・ミズーリ州の歯科医院にて勤務。10 年間アメリカの歯科に携わり、2012 年秋に日本に帰国。

現在は、在米中から所属しているエイチ・エムズコレクションのメインメンバーとして、講演、イベント、セミナー等の活動をしながら、都内の自費クリニックに勤務。その他、英会話教室も運営。

2016 年からは、アジア初の Grobal Dental Hygiene Advisory Board 参加メンバーとして、国際的に再活動。

・歯科衛生士（日米ダブルライセンス保持）
・Grobal Dental Hygiene Advisory Board
　メンバー（アジア初）

　　協　力／ Winnie Furnari（Advice）
　　　　　　Anna Champerlain（Model）
　　　　　　株式会社アルタデント（器具、模型）

10 ポイントで上達　SRP

発　行　平成 28 年 1 月 15 日　第 1 版第 1 刷
著　者　藤森 直子
©IGAKU JOHO-SHA Ltd., 2016. Printed in Japan
発行者　若松明文
発行所　医学情報社
　　　　〒113-0033 東京都文京区本郷 1-4-6-303
　　　　TEL 03-5684-6811　FAX 03-5684-6812
　　　　URL http://www.dentaltoday.co.jp
　　　　　印刷　株式会社シナノ
　　　　　落丁・乱丁本はお取り替えいたします
　　　　　禁無断転載・複写　　ISBN978-4-903553-60-3

Professional 歯科衛生士を目指す！
本当の意味であなたが"歯科衛生士"になる瞬間！

院内セミナー（コンサルティング）

Tokyo、Paris、NewYork、Kansasで生き抜いてきた人生。

脱サラして歯科の世界へ入り、アメリカで外国人として生きた10年間が私に教えてくれたこと。

どのように"歯科衛生士"として生き、社会貢献できるのか。

歯学を越えて、人として・・・あなたが存在する本当の意味は何か。

人の苦しみを笑顔に変えられる、そんな力を、掛け替えのない可能性を持っている事に今！

"歯科衛生士"であるみなさんが気づけるそんな気づきのセミナー。

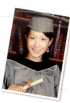

Contents

- Chapter 1　人として・衛生士としてのコミュニケーション能力
- Chapter 2　歯周治療のBasicの流れを知る
- Chapter 3　必須！歯周組織・基礎知識の理解
- Chapter 4　インスツルメンテーション
- Chapter 5　PMTC
- Chapter 6　ポジショニング
- Chapter 7　スキルチェック
- Chapter 8　インプラントメンテ
- Chapter 9　今日から進化できる！SRP必須テクニック10ポイントの習得！
- おわりに　まとめ

研修後サポート
研修後に取り組んでみてから、出てくる疑問点や不安なことを解消するために数カ月に1度の振り返り研修を推奨しております。ご要望に合わせて、質問形式からディスカッション、技術サポートや臨床チェックなどアレンジが可能です。

セミナー実績
実績クリニック数100件以上
単発〜1年以上の長期プラン

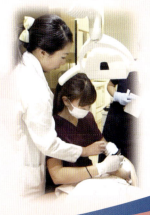

藤森 直子

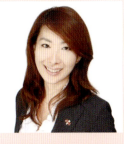

世界各国の人々が出入りする環境に生まれ、大学は外国語学部フランス語学科を専攻し在籍中パリで生きたフランス語を学ぶ。大学卒業後サラリーマン生活（社長賞受賞）を送るが、脱サラをして歯科の世界に入る。歯科衛生士学校卒業後、すぐにアメリカニューヨーク州の歯科医院に就職をし、そこから10年アメリカニューヨーク州、ニュージャージー州、ミズリー州で歯科に携わり2012年に日本に帰国。その後都内の自費診療クリニックで臨床をしながら、英会話講師、衛生士向けセミナー講師。

獨協大学外国語学部フランス語学科 卒業
ニューヨーク大学歯学部衛生士科 卒業
（成績優秀者表彰、Dr.ニューマンズ賞受賞）

Naoko Fujimori,R.D.H.の5つのルール
①以心伝心は信じない　④情報源は明確に
②結果より経過を大切に　⑤つらい時こそ笑顔で
③Yes!そしてTry!

お申込み方法

1. お電話、またはメールでお問合せ下さい。
2. ご希望の日程をお知らせ下さい。
3. お見積書、お申込書をお送りいたします。
4. ご了承いただいた上で、お申込書にご記入下さい。
5. お申込書を弊社へご返送下さい。
6. お申込み完了

詳細・お問合せはこちらから

エイチ・エムズコレクション コンサルティング事業部
TEL：03-3846-7611（平日10：00-17：00）
FAX：03-3846-7612
担当／東日本リーダー 安川 裕美
Eメール info@m-dental.com（24時間受付）
ホームページ http://www.m-dental.com/